認知症をつくっているのは誰なのか

「よりあい」に学ぶ認知症を病気にしない暮らし

【大活字版】

村瀬孝生・東田 勉

はじめに

間違った方向へ進んだ認知症の「常識」を正すために

介護ライターとして長年全国の介護現場や介護家族を取材してきた私（東田）は、介護の問題点を探っていくうちに、次第に認知症の問題と深く関わるようになってきました。そして、薬害の問題とも……。

介護の問題は突き詰めれば認知症の問題となり、認知症の問題は突き詰めれば薬害の問題となります。なぜ問題となるのかと言うと、かつて痴呆と呼ばれ「だいぶぼけてきたね」で済まされていたお年寄りが、今では認知症という病名をつけられ、医療の対象となって薬物療法を施されているからです。

1999年に日本で初めてアルツハイマー型認知症の治療薬アリセプトが発売され、2011年から同様の薬が3種類発売されて、抗認知症薬4種類態勢となったことが事態を深刻にしました。認知症のことを知らない（と言うより、お年寄りの生活に興味がない）医者が「治療薬がある」という理由で積極的に認知症という診断を下し、薬を出すようになったのです。その結果、うつ病の薬ができたためにうつ病の患者数が飛躍的に増えたのと同じような現象が起こりました。日本は、年をとると誰もが認知症にされかねない、脳に作用する薬を処方されかねない国になったのです。

厚生労働省の推計によると、現在日本の高齢者の7人に1人は認知症であるとされ、10年後には高齢者の5人に1人が認知症になるとされています。そうした推計値を出しながら、厚生労働省は「早期受診、早期診断、早期治療」が大事だというキャンペーンをくり広げ、一方で「進行を止める薬がある」と認知症サポーター養成講座で薬のPRをしているのですから、かなり悪質と言うべきでしょう。

認知症は、国や製薬会社や医学会が手を組んでつくりあげた幻想の病《やまい》です。「そんなバカな」と思うかもしれませんが、事実だから正直に言うしかありません。そして、ありもしない病気にされないよう、気をつけなければなりません。

読者のみなさんは、2004年に認知症という病名が厚生労働省によってつくられたことをご存知ですか？　つくられた病名ですから、認知症という病気はありません。実際にはアルツハイマー型認知症、レビー小体型認知症、脳血管性認知症、前頭側頭

型認知症（以上を医学的には４大認知症と呼びます）などの病気があり、これらによって「認知機能が低下した状態」が認知症です

認知症を引き起こす原因疾患は70種類もあると言われますが、これらを正確に鑑別できる医者はめったにいません。鑑別できなくても「認知症」と診断すれば、アリセプトを始めとする抗認知症薬が投与できてしまいます。抗認知症薬には副作用があり、興奮や徘徊といった副作用が出たら、それを抑えるために向精神薬が投与されます。そのことによって、お年寄りは本物の認知症にされてしまうのです。

しかしながら、そのようなことは一介の介護ライターが声を大にして叫んでも、なかなか世間一般の人に信じてもらえるものではありません。そこで、私以上に「認知症は脳の病気ではない」「薬を飲まないことが認知症ケアの第一歩だ」と語る村瀬孝生さんとの共著（対談集）にしました。実践者の体験に裏打ちされた言葉によって、私の仮説を立証しようという試みです。

村瀬孝生さんは福岡県の特養ホームに8年間勤務したあと、１９９６年から「第2宅老所よりあい」の所長となり、２０１３年から「宅老所よりあい」の代表を務めています。また、現在「特別養護老人ホームよりあいの森」の施設長でもあります。

私が村瀬さんとの対談を希望した第一の理由は、「よりあい」の介護が素晴らしいからです。「よりあい」の認知症ケアを見てもらえば、薬に頼る前にやらなければならないことは何か、皆さんに十分理解していただけるだろうと思います。

第二の理由は、村瀬さんのいわば「認知症論」が、明快で素晴らしいからです。私は認知症について、これまで多くの医学関係者や介護関係者、介護家族に質問してきましたが、認知症の本質を見事に言い表す点で村瀬さんの右に出る人を知りません。村瀬さんはすでに何冊も著書があり、講演活動もなさる方ですが、もっと多くの方に村瀬さんの言葉を聞いてほしくて本書を企画しました。

とは言っても、村瀬さんの考えが特別に奇抜だという訳ではありません。ベテランの介護職の中には、「私の思っていることと同じだ」「当たり前のことを言っているにすぎない」と感じる方もいらっしゃるでしょう。あなたがもしそう感じるなら、あなたはいい介護センスの持ち主だと思います。村瀬さんの意見は、ある意味では「至極真っ当」なのです。もし奇抜に聞こえるとしたら、昔の当たり前だったことが忘れられ、大切なことが見捨てられている近年の風潮に原因がある気がします。

全国には「よりあい」に負けないくらいいいケアをしている介護現場があるでしょ

う し、質の高い認知症ケアができる人もたくさんいることでしょう。しかし、2000年度に介護保険が始まって以降、厚生労働省が定める最低限の基準を守るだけの形式的な介護現場も増えています。介護保険用語ばかり使い慣れて、自分たちがしていることを自分たちの言葉で語れる介護職が少なくなりつつあるのも事実です。村瀬さんの言葉は、失った自分たちの言葉を探している介護職の励みにもなると思います。

認知症の介護を困難にしているものは、「不安」です。中高年の多くが認知症にだけはなりたくないと思い、自らは予防に走りながら親たちを受診に向かわせています。国とマスコミが認知症の怖さを煽っている以上、事態はなかなか好転しません。

事態を好転させるには、認知症を正しく知ることと、薬物療法に頼らなくても済むような介護のあり方を知ることです。ぜひ本書から「認知症を怖がる必要はない」「認知症を病気にしない暮らしがある」ことを学んでいただきたいと思います。

東田　勉

認知症をつくっているのは誰なのか／目次

第4章 医学会と製薬会社が認知症をつくっている……97

第5章 介護を知らない介護現場が認知症をつくっている

第6章　老人に自己決定させない家族が認知症をつくっている……151

終章

第1章

介護保険制度と言葉狩りが認知症をつくっている

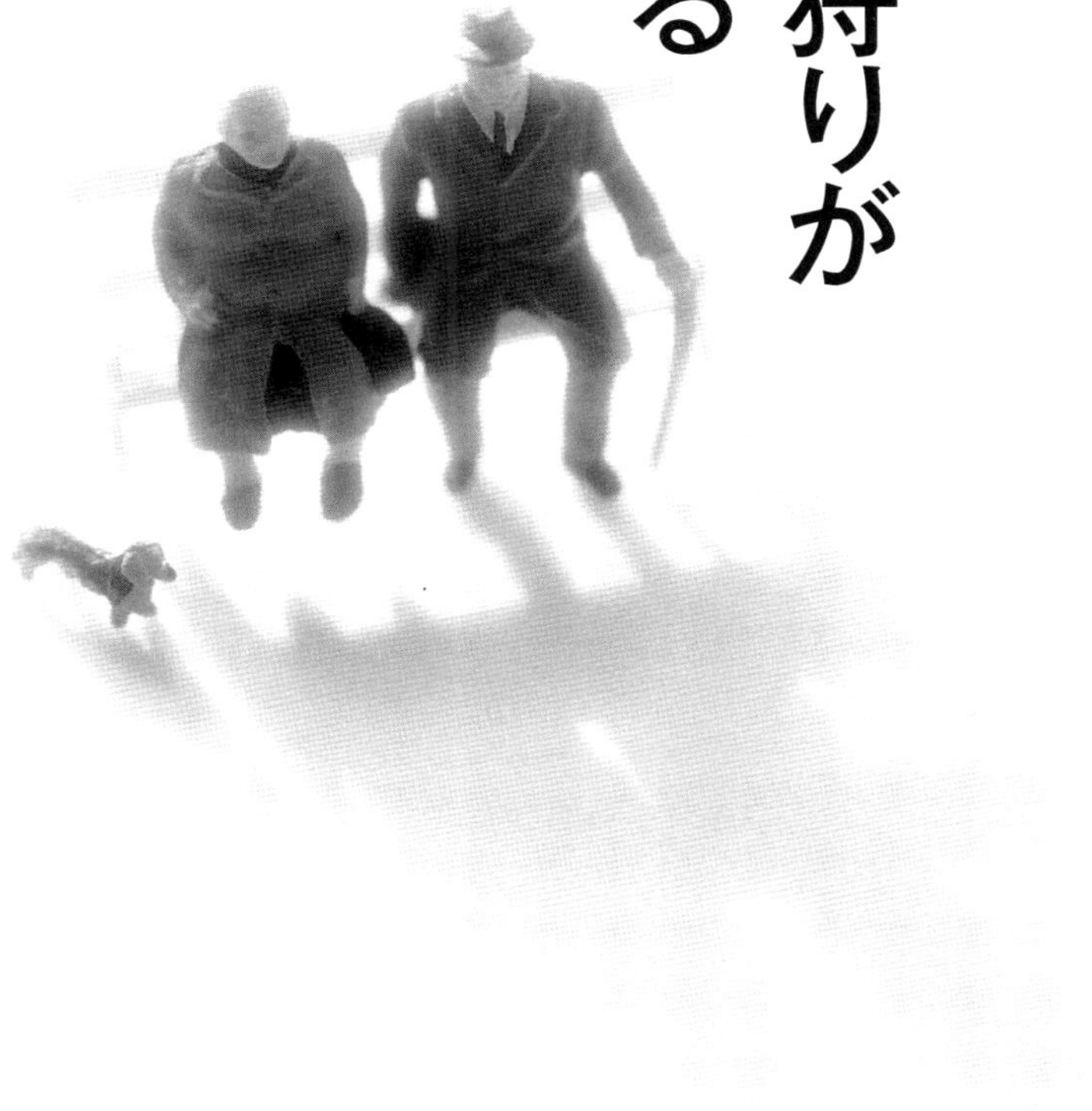

なぜ認知症はこんなに多くなったのか

ここは、福岡市城南区別府です。「特養ホームよりあいの森」は、住宅街の中に突然広がる森のような一角に建っています。オープンは、2015年4月1日。わずか26床（＋ショートステイ2床）という地域密着型の小さな特別養護老人ホームですが、ここに全国の介護職の視線が集まっているのです。

なぜなら、そこは宅老所の草分けとして名高い「よりあい」がつくった特養ホームだから。そして、村瀬孝生さんが施設長だから。宅老所とは何かわからない人は、おいおいわかっていただくとして、早速村瀬さんへ認知症にまつわるさまざまな疑問をぶつけてみましょう。

図1は、厚生労働省が発表した認知症の推計です。2000年代に入ってから、推計は3回出されています。2002年に出された推計は、認知症のお年寄りが2012年に225万人、2025年に323万人になるというものでした。2012年になると、それが305万人と470万人に修正されました。

図１　厚生労働省が発表した認知症の推計値

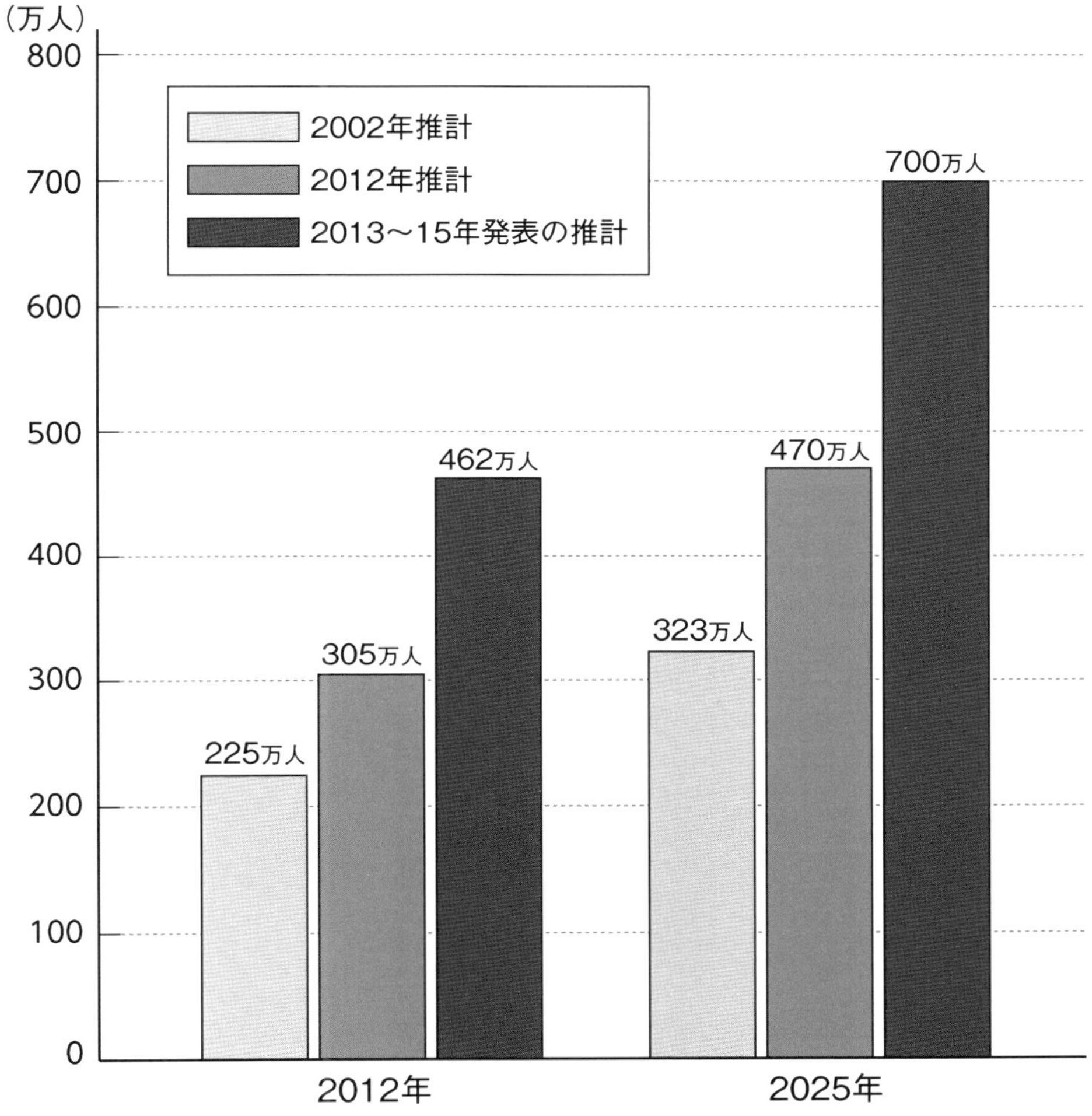

その後、なぜか厚生労働省の研究班が間隔を置かず推計し直し、すでに2012年には462万人のお年寄りが認知症になっていて、2025年には700万人になると発表したのです。

これは、驚くべき多さと言わなければなりません。現在お年寄りの7人に1人が認知症になっていて、それが10年後には5人に1人に増えるというのですから。

介護保険サービスを受けるための認知症

東田 認知症が増えるのにはいろいろな原因があると思うのですが、村瀬さんは、まずどんな原因が思い浮かびますか。

村瀬 認知症は、制度的に増えて当たり前だと思うんですよ。増える最大の理由としては、家族の自己申告があります。本人に認知症という障害があり、家庭の中に障害を抱えているという認定内容にならないと、サービスを受けられませんから。

東田 介護保険サービスのことですか？

村瀬 そうです。公的介護サービスを受けようと思って申請する際、認知症がないと要介護度が高く出ない。認知症の診断が出ていないと、思うように介護保険が使えない。基本的に、そういうことになってしまっているんですね。僕らが、「普通のお年寄りだな」「お年を召しただけだな」と思うような人でも、加齢による物忘れやそこから生まれる勘違いを認知症にした方が、給付が受けやすくなっています。

東田 病気にしてしまわないといけないんですね。

村瀬 そうです。病気にしてしまわないと介護サービスが受けられないというのが、まず一つありますね。

東田 要介護認定が重めに出ないと十分なサービスが受けられないので、家族が認定調査のときに認知症を強調するんですね。

村瀬 認定が出たんだから、当然「認知症」と呼ばざるをえないという感じです。それが基本的に認知症を増やしているだろうと思います。もう一つ確かなのは、家族や今の社会が「老いとは何か」をわからなくなってきているのかなと思います。

東田 それは、自分たちも自覚しないうちにどんどん寿命が延びて、未知の領域に入ってきたからでしょうか。それとも核家族化で祖父母の老いを見てこなかったからでしょうか。

村瀬　「人の命は有限である」という、ごく当たり前のことがわからなくなっているんですね。動物として限りがあるんだっていうことが、いつからかリアルじゃなくなってしまったのを感じます。

いきなり「認知症はありませんか」から始まる相談窓口

介護保険制度が2000年4月1日から始まり、「介護の社会化」が実現すると騒がれて15年が経過しました。同じ頃からどんどん増え始めたのが認知症の診断数です。これには1999年11月に日本で初めて認知症の治療薬アリセプトが発売開始されたという事情もあるのですが、後述します。

村瀬さんの指摘の第一は、要介護認定を受けて介護保険サービスを使うために、家族が認知症という診断をもらわざるを得ないというものです。要介護認定が、家族の工夫で実際より重く出るとすれば問題ですが、個々の家庭には、要介護度を重くしたい事情があるのかもしれません。ほかにどんな工夫ができるのかは不明ですが、介護保険のスタートと歩調を合わせるように診断が出やすくなった認知症（当時はまだこの診断名ではありません）を使うことが、一つの方法と認識されたのは確かなようです。福祉のいちばん窓口の相談機関が、「認知症はありませんか、精神科を受診してみてください」と言う時代だと村瀬さんは嘆きます。そう言えば、スタート時点の介護保険制度は、利用者の少ないことが問題でした（今では逆ですが）。国は、最初の半年間は保険料を徴取せず、次の1年間は半額にして利用の普及に努めたほどです。

２０００年頃から時代が大きく変わったとすれば、以前の介護の世界はどんな様子だったのでしょうか。そして、認知症は……。

東田　村瀬さんは、介護の世界に入られて何年ですか。

村瀬　28年になりました。

東田　当時は、認知症とは言わなかったでしょう。

村瀬　痴呆症と言っていました。それと、ぼけって言っていました。

東田　ぼけという言葉も、普通に使われていましたか。

村瀬　ぼけという言葉も使っていました。

東田　その頃、痴呆症の老人、もしくはぼけたお年寄りは、たくさんいらしたのですか。

村瀬　たくさんいらっしゃいました。

東田　そういう方々と、今の認知症と呼ばれる人たちは、どう違うのかということを教えていただきたいのですが。

今よりもおおらかだった昔の介護現場

村瀬　あの頃は、今のように「認知、認知」と言ってみんなで大騒ぎするような雰囲気はありませんでした。痴呆症というよりも、「この人ぼけとらっしゃるね」っていうような、もっと人として付き合っていたところがあった気がします。

東田　あまり病人扱い、病気扱いしていなかったのですね。

村瀬　していなかったと思います。そういうことではなく、違った偏見はあったと思いますが。

東田　違った偏見というと。

村瀬　たとえば、「どこかおかしくなってしまっとる」というような印象はあったかもしれないですね。

東田　なるほど。

村瀬　だけど、親しみは持っていました。僕が最初に勤めた特養ホームでは、職員とぼけたおじいちゃん、おばあちゃんがキャッキャッと遊んでいましたから。昔、寝たきり処遇が当たり前の時代は、ベッドを巻き上げて食事させる時に飯台を置いていたんですよ、小さな。

東田　今で言うオーバーテーブルですね。

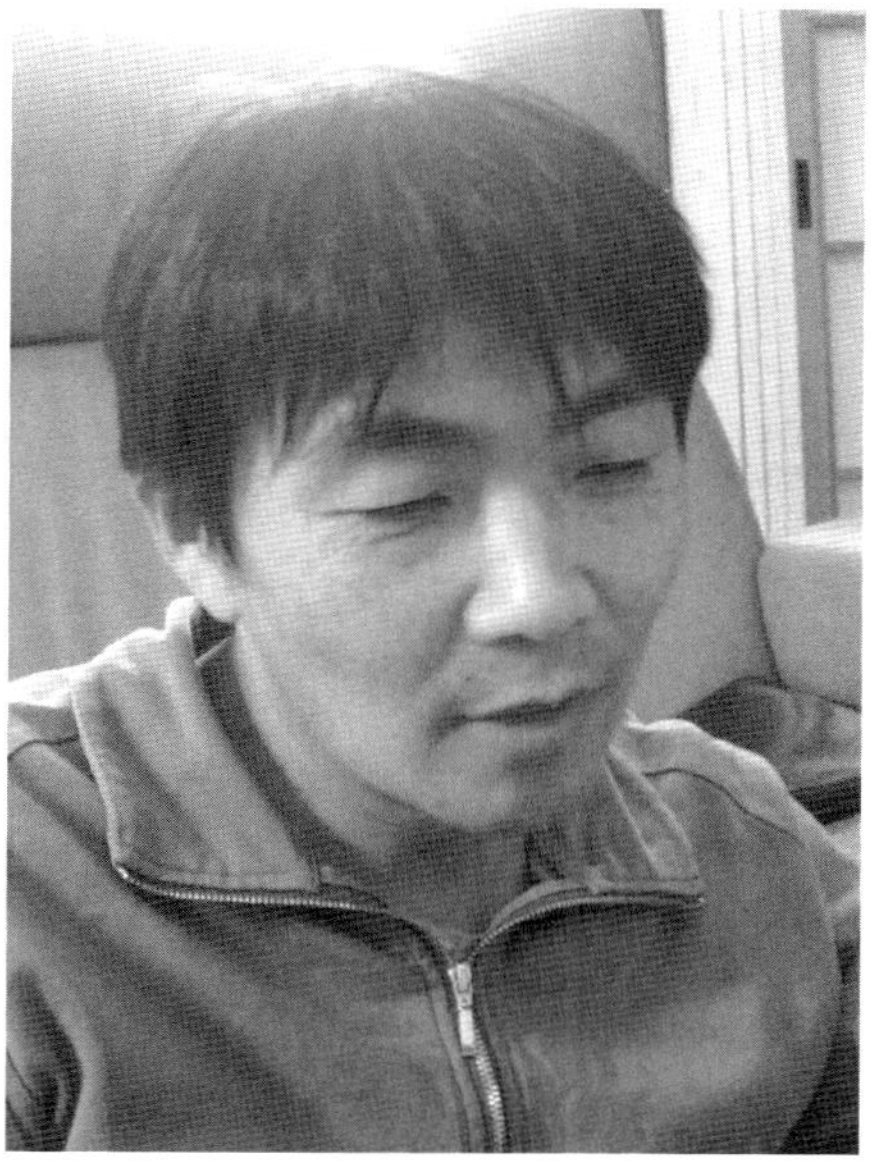
村瀬孝生

村瀬　その飯台が何十脚もいるので、それを運ぶ台車があったんです。子連れ狼みたいな、乳母車みたいな。手づくりの台車にたくさん飯台を入れて運んでいた訳です。その台車から飯台を全部出して、寮母さんがその中にぼけたお年寄りを何人か乗っけて、散歩しているんですよ。それはもう、楽しそうに。偏見とかばかにしているんじゃなくて、ぼけのあ

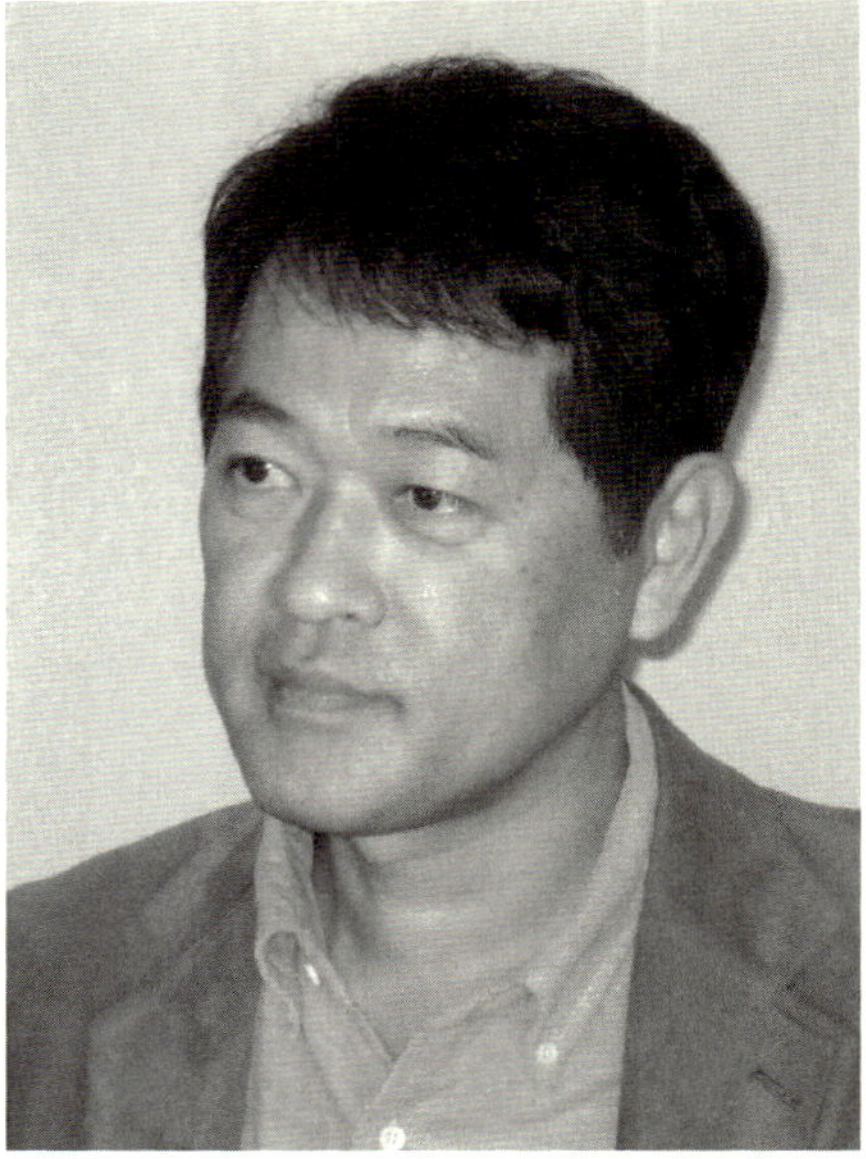

東田 勉

るお年寄りたちと戯れているような世界がありました。

東田　外へ行っちゃうんですか。

村瀬　そうです。ガラガラ、ガラガラ人を乗っけて。お年寄りは、ボーッと乗ってる人もいれば嬉々としてる人もいる。それを見て職員たちも、ワーッてはしゃいでいました（笑）。

東田　それは、おもしろい世界ですね。

村瀬　だから、「正しく認知症を理解して、正しいケアをしましょう」という感じではなくて、一緒に戯れるというか遊んでいる。ぼけの世界を一緒に楽しんでいる雰囲気があったんですよ、昔は。それが今とは、全然違います。

東田　だいぶ雰囲気が違いますね。昔のような和やかな世界には、もう戻れないんでしょうか。

村瀬　今は何でも、「正しく理解して、正しく対応しましょう」ですからね。おじいちゃん、おばあちゃんをつかまえて遊んでいた頃には、もう戻れないと思います。

東田　28年前の特養の現場では、いっしょに遊んいる感じだったというのは、とても印象的な話ですね。

昔と今、変わったものは何なのか

村瀬さんは島根県に生まれ、両親と妹の4人家族で育ちました。日常生活の中にお年寄りがいない、いわゆる核家族です。ごくたまに、祖父が泊まりにきました。祖父は、お盆にプリントされていた花の葉っぱが漬け物に見えるらしく、お箸で懸命にそれを取ろうとしていたそうです。小学生の村瀬さんはそれを見て、ぼけた祖父の世界がとても面白そうだったと当時を振り返ります。

そんな村瀬さんが、大学を卒業して100床の特別養護老人ホームに就職しました。お年寄りから振り回される生活の始まりです。なぜ振り回されるのか、それがわかったのはその特養を辞めてから後のことでした。理由がわからないなりに、若き日の村瀬さんはこう感じたといいます。

「僕は、お年寄りのことを何もわかっていない。だから振り回されるけど、自分が何もわかっていなくて、無力であることを自覚すると素直になれる気がする。そして、素直に振り回されるって、そう悪くない」

その特養では、100人のお年寄りが「自立」「準自立」「準寝たきり」「寝たきり」「痴呆」にグループ化されていました。介護しやすいよう、能力のレベルをそろえていたのです。今でもそんな特養はいっぱいありますし、そのこと自体は悪いことは言えません。問題はこの分け方が、効率しか見ていないところにあります。

グループごとにいっせいにご飯を食べ、いっせいにお風呂に入り、いっせいにオムツ交換をして、いっせいに寝るのです。それも、定刻通りに。4人のお年寄りの食事介助を1人でやり、50人のお年寄りを1時間半で入浴させる流れ作業の1人になった若き日の村瀬さんが、振り回されない訳がありません。

集団行動には、どうしても付いていけない人が出ます。それに「いいよ、いいよ」と待っていられる職員はほとんどいません(いれば、その職員が付いていけない人になります。ルールを変えない限り)。

限られた時間の中で、効率よく仕事をこなすこと。当時の村瀬さんの職場の価値は、そこに置かれていました。だから、振り回されたのです。そこに「老いの時間」が流れていなかったから。食事、排泄、入浴、睡眠といった毎日くり返される基本的な行為が、その人のリズムで行われていなかったから。

それでも、村瀬さんのいた特養が、悪い特養だった訳ではありません。村瀬さんが中堅の職員になった頃には、みんなで話し合って問題点を見つけました。「お年寄りを抜きにして、効率ばかりを追い求めていたのだ」と。「職員もお年寄りと一緒に生活を楽しみ、隔離や抑制をしない介護を目指そう」と。

何よりもよかったのは、当時は認知症という言葉も、認知症の薬もなかったことでした。

〝ぼけ〟は、決して悪い言葉じゃない

東田　当時は、薬をあまり使っていなかったのですね。

村瀬　薬があったとしても、脳代謝改善剤というような名前で、血の巡りがちょっとよくなるような薬でした。その程度のものがあっただけで、今みたいにいろんな種類はなかったと思います。あとは、向精神薬が精神科で処方されていました。

東田　認知症の種類でいえば、昔はアルツハイマー型認知症よりも、むしろ脳血管性認知症が日本には多いと言われていた時代ですね。

村瀬　そうです。脳血管性って言われていましたね。アルツハイマーも、「アルツハイマー型老年痴呆」って書いてありましたね、診断書を見ると。

東田　昔は、若ければアルツハイマー病、年をとったら老人性痴呆症という言い方をしていたんじゃないでしょうか。いつの間にか、全部がアルツハイマー型認知症になってしまいました。

村瀬　そうですね。2004年から認知症という病名でひと括りにされてからは、ぼけという言葉が消えました。

東田　認知症という言葉ができてから、ぼけという言葉が消えたんですね。痴呆という言葉が差別的だからやめようということで、無理矢理、厚生労働省が決めた病名が認知症でした。痴呆はともかく、ぼけという言葉がなくなると、要するに全部病気になってしまうという感じですね。

村瀬　そうです。ぼけという言葉は、どこか人間的な変容の領域に踏みとどまった言葉である気がするんですよ。「色ぼけ」とか、「時差ぼけ」とか。決して病的な状態を指す言葉じゃなくて。

東田　病気ではない……。

村瀬　病理によって何かが変わったということではなくて、人間が一時的にそういう状況になる、その状態を指している言葉というか。「ぼけ」という言葉の語源みたいなことは、京都の町医者の早川一光先生が詳しく語っていらっしゃいます。よく「呆ける」って書きますが、「呆」の字の成り立ちは、赤ん坊がオムツをされるときに両手両足を開いている状態なんだそうです。何かに身を任せている状態。「子どもが一生懸命、ある一つのことに、熱中している様子。ごはんを食べるのも忘れて熱心になっている様子を、〝遊び呆《ほう》ける〟って言うだろう」って。その呆けるっていう言葉から、ぼけという言葉ができたんだから、悪いことじゃないんだよって。

東田　味わいのある言葉なんだと。

村瀬　そうです。人間がある一時期、すごく何かに一心不乱になっている様子を指している訳ですから、お年寄りがぼけたからって慌てる必要はありません。子どもに戻ったようなものですから。ぼけという言葉がなくなって、認知症になって、アルツハイマー病、レビー小体病、ピック病とどんどん病名がつくと、人の様子ではなくなって、病気という類型にはめられていくような気がします。

「言葉狩り」がお年寄りを追いつめた

東田　村瀬さんの書かれた本を見ると、今でも「ぼけ」という言葉を使ってらっしゃいますね。

村瀬　使っています。

東田　認知症という言葉ができたあとも、使ってらっしゃるんですね。これはどういう使い分けをしてらっしゃるんですか。病気としての認知症とぼけとは。

村瀬　病気じゃなくて、もうお迎えが近い人がそういう状態になったときに使います。

東田　かなり高齢の方に使うのですか。

村瀬　そうですね。でも今は、若年期の定義もよくわからないんですよ。実状として、何歳が若年期っていうのか。僕らがこの世界に入った頃は40代、50代が若年期でした。でも、最近は70代でも若いですもん。65歳以上で高齢者とひと括りにできる時代ではないと思います。

東田　私は、そこでスパッと切るのではなく、つなぎ目をなくしてシームレスにしていこうという動きの悪い面が出た典型が、「アルツハイマー」だと思います。昔は65歳未満で発症する認知症はアルツハイマー病、65歳以上で発症する認知症は老人性痴呆症と診断されていました。そして後者に対して医者は、匙《さじ》を投げていたはずなんです。しかし、両者を区別する必要はないという意見が精神科医たちから出て、今では全てがアルツハイマー型認知症です。これを昔の状態に戻すことはできないだろうかと思います。65歳未満で発症した人は治療の対象にするけれども、75歳以上で発症した人は抗認知症薬の適応外にするというふうに。その中間は、ケースバイケースで。

村瀬　そうですね。人は老いると身体的な機能が衰えます。それと同時に、個人差はありますが時間と空間もズレていくのです。介護をするということは、そうしたトータルな機能の衰えにつき合うということですから、時間や空間のズレをことさら病気だと考える必要はないと思います。むろん、40代や50代でそうなると、世の中で失うものが多過ぎますから過酷でしょう。ありのままでいてください、とは言えません。しかし、かなり高齢になった人の時間軸や空間軸のズレを直す必要はないと思います。認知症を病気として理解しよう、サポーターになろうという風潮がありますが、あれは老いることを否定しているようなものです。かなり高齢になっても時間と空間の軸がズレない人を標準にして老人像がつくられているのですから。100歳まで生きてもらいたいと言いながら、物忘れがあってはいけないというのは、酷な話です。

東田 痴呆やぼけという言葉を刈り取った結果、年相応にぼけていたお年寄りまでも全部、認知症にさせられてしまったということですね。

介護予防は悲喜こもごも

認知症にだけはなりたくないと考える中高年から初老の人々が、親を受診に向かわせて、自らは予防に走っています。村瀬さんはこの風潮をどう感じているのでしょうか。介護の仕事はおもしろいはずなのに、認知症介護の専門性が言われるようになってから、次第に息苦しくなってきたと語る村瀬さん。エビデンスを求める家族の必死さとお年寄りのユーモラスな様子が浮かぶ、こんなエピソードを伺いました。

[村瀬さんの話]

介護予防が必要だという話になって、とにかく訓練をして要介護状態になるのをくい止めようという方向に日本中が向かっています。認知症の場合は、脳トレです。脳トレで認知症を予防しようと言われ始めて、もうどれぐらい経つでしょうか。

僕が、70歳、80歳、90歳まで生きていたとして、もしデイサービスを使うようになったら（そのときはどう言うかわかりませんけど）、今の心境で言えば、「もう、脳トレはせんでいい」と言いますね。小学校のとき算数がすごく苦手で、苦にしていたわけです。社会に出て、やっとテストめいた目に遭わなくていいかと思っていたら、人生の最後で「一かける一はなんぼですか」と聞かれるなんて……。「いや、もういいです」と断りたい。

それよりも、残された時間だから、静かに死を待つというか今日を生きる時間の方が僕には大切です。そういうふうに、今僕は頭で思っている訳です。年をとったら、すごく脳トレを頑張っているかもしれませんが。それはわかりません。

周囲を見ていて、積極的に「脳トレ、脳トレ」と、強迫感めいて始まっていくことに抵抗感があります。自分で一生懸命やる人に対しては、支援しますよ。だけど、自分からやろうと思っていない人に強制するのはいかがなものかと思います。それよりも、何かおいしい物を食べた方がいいし、出かけることにエネルギーを注ぎたい、と思ったりするんです。

だけど、なかなか厳しいかなあ。ある利用者の家で、脳トレが始まったんです。82歳の妻が、92歳の夫に脳トレを始める。「お父さん、頑張るよ」とか言ってですね。「見に来てください」と言われたから行ったんです。「今日、村瀬さん来とるから頑張るよ」って妻が言って。「答えんかったら承知せんよ」くらいのオーラが出ているんです。「二かける一はなんぼね、言うてごらん」。夫が「一、一たい」。妻が「一、一やなか」。厳しいんですよ。

かつてできた人ができなくなることを受け入れることの、家族にとっての困難さ。愛情があるからこそ、訓練に走るんですね。「はい、言うてごらん。はい、言うてごらん」で、お父さんが「二」って答える。そのとき、パッと妻の顔が明るくなって、こっちをチラッと見るんです。「わかっとろうが?」っていう感じで、チラッと。

で、「二かける二」なんですよ。「二かける二はなんぼ。言うてごらん」。ずっと

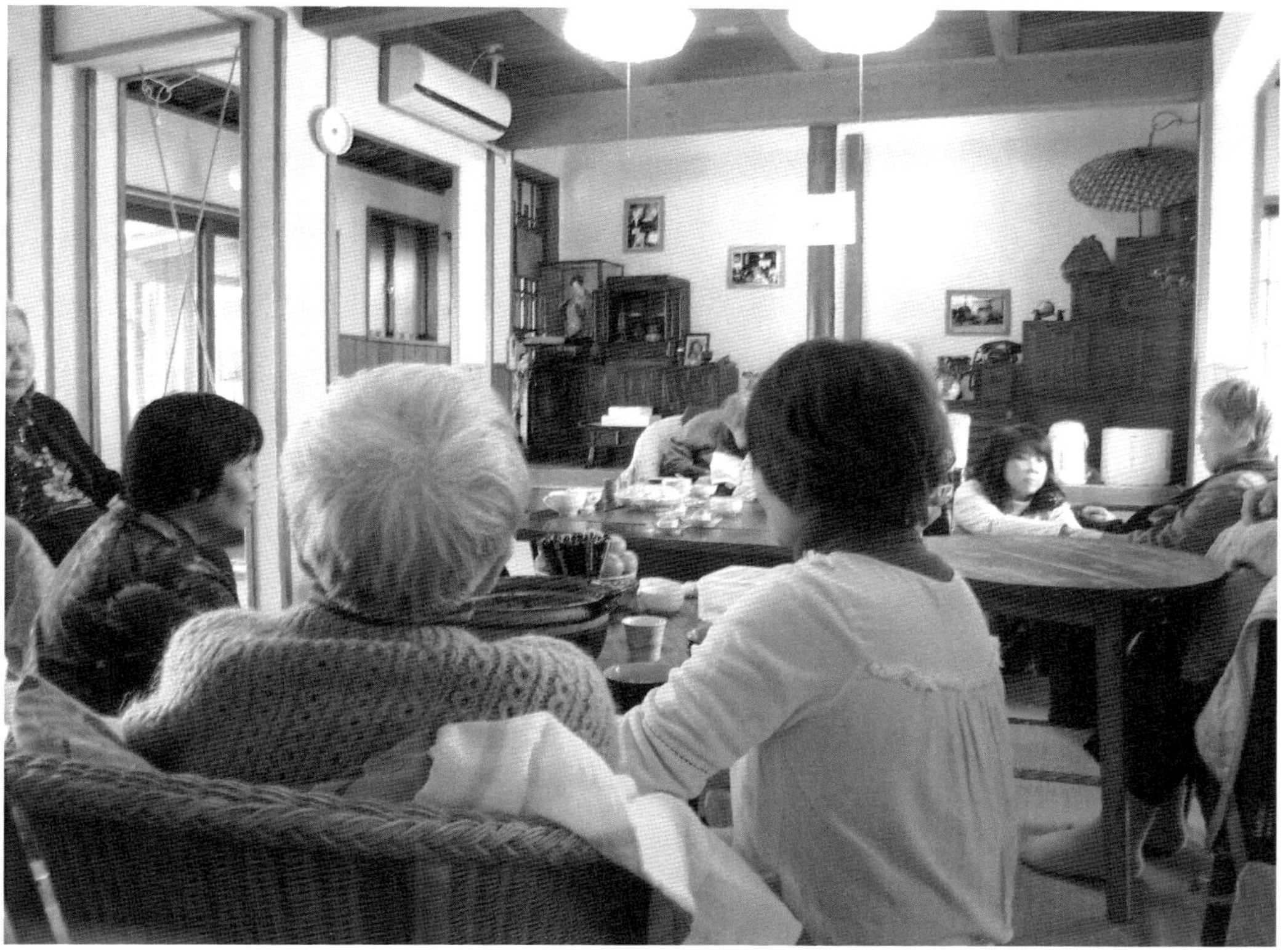
「宅老所よりあい」

「二二、二二、二二」って妻が言うから、夫が「四」って答えて。で、妻の顔がパッと明るくなって、僕の方を見て「お父さん、認知症じゃなかろうが」って言うんです。認知症じゃないと思いますよ、92歳で。僕は即答です、「認知症じゃないですよ」と。心の中では、「認知じゃないけど、ぼけてるな」と思うんです。だって、ずいぶんぼけてはいますから。

そのあと、「二かける五はなんぼね」って。「二・五はなんぼね。ほら、言うてごらん。二・五たい」。「二・五?」。お父さん、最初はやれていた感じが、途中から集中力が切れてですね。「こいつは何を言いよっとかな」みたいな顔になったんです。で、妻が、「なんぼね、二かける五たい。二五」って。夫は、もう集中力がないのに妻が「二・五はどうなっとるとね」って言うんです。そしたら、夫がその瞬間にパッと顔を上げて、「俺には二号はおらん」。誰が想定したでしょうか。「十」と思ってたところに、「二号はおらん」。正妻が一号で、他の女性たちを二号、三号って呼んだ時代がありました。そう答えたので、もうびっくりです。

「どっちに行くのか、日本社会は」っていう話です。90歳過ぎていつ亡くなって

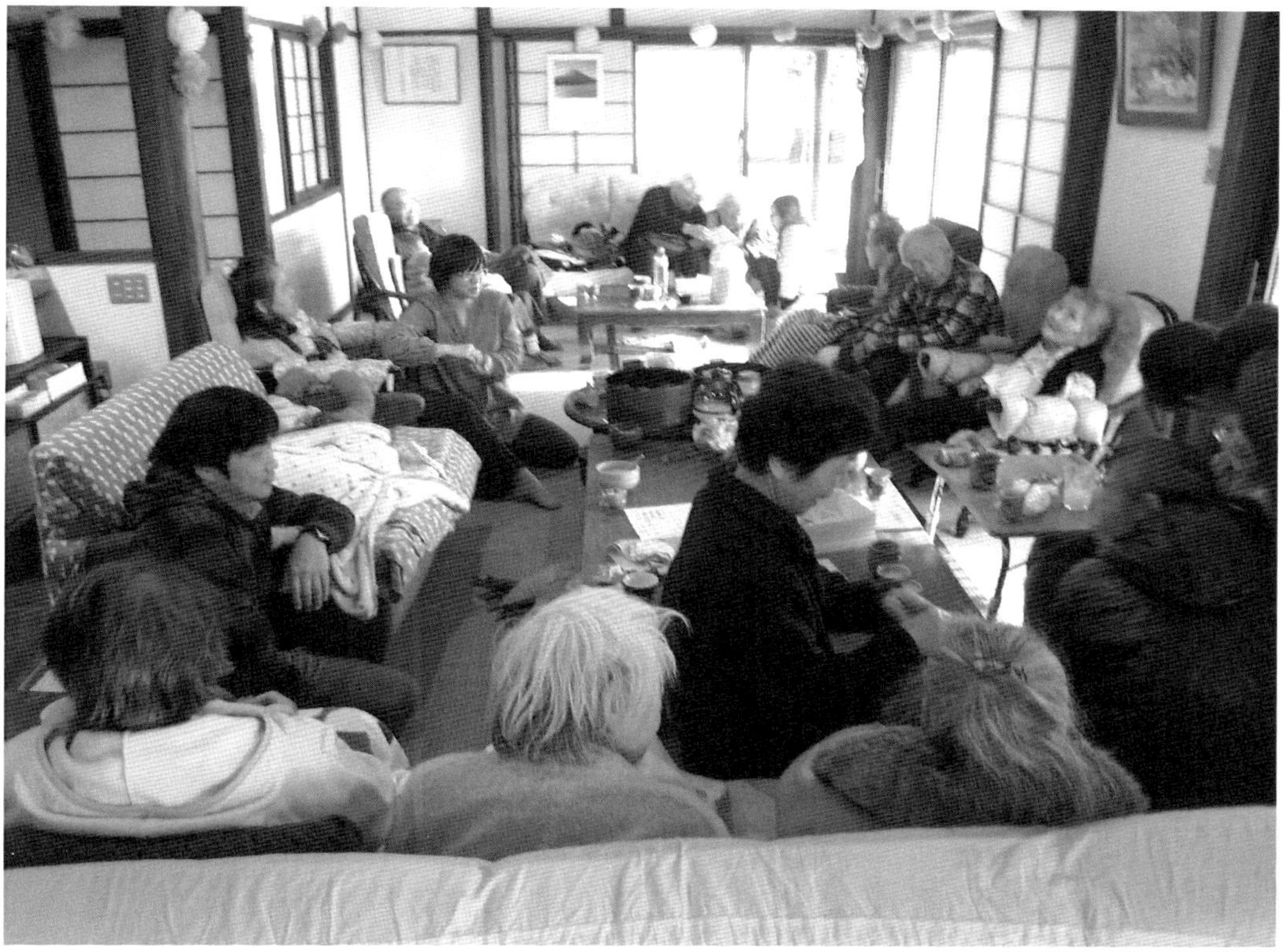

「第２宅老所よりあい」のデイサービス風景
スタッフが畳にぺったり座り、お年寄りが上から目線になるのが「よりあい」スタイル

もおかしくない人をつかまえて、「二かける五はなんぼね」とやって、「十」って答えられなくて落胆するのか。それとも、大笑いするのか。笑った方がいいと思いますね。妻だって、夫の肩を押すようにこうポーンと叩いて、「もう、恥ずかしか」とか言いながら、でもいい顔をしているんです。夫から「二号はおらん」って言ってもらって、すごくいい顔をしている。そっちの方がいいですね。

お父さんの立場になって考えると、大変やったと思いますよ。最初はちゃんと計算してたと思います。「二かける五は」。だけど、短期記憶がほぼない人ですから。やっているうちに、思考がちょっと途切れた瞬間から、ニコニコ、ニコニコして。計算を、もう、お忘れじゃないかなと思うんですね。で、妻が業を煮やして「二・五はどうなっとっとね」って言ったときに、「二号はおらん」って言ったと。

全然、思考に継続性がない。今その瞬間に反応して、「二号はおらん」って言っているお父さんの分別。「あのときの女は」なんてつい言ってしまったら、大変です。「これは墓場まで持っていく」というお父さんの分別から、「二号はおらん」という答えに導いていったんじゃないでしょうか。スタッフのみんなに「そうじゃないかな」って言ったら、みんな「そうだと思う」と盛り上がりました。

脳が正常か異常かという問題とは関係なく、これが本当の老いの世界だと思うんです。いつから僕らは、人を全部機能で見るようになってしまったのかと考えてしまいます。

「宅老所よりあい」の誕生

あるマンションの一室に、ノブヲさんという92歳のおばあさんが住んでいました。ご主人が亡くなって16年、子どももいないので一人暮らしです。ひどい物忘れがあり、よくコンロの火を消し忘れて同じマンションの住民を慌てさせました。お漏らしも始まり、部屋からは異臭が漂っていました。

後見人から老人ホームへの入所を説得してくれと頼まれたのが、特養の元職員だった下村恵美子さんでした。「ノブヲさん、老人ホームはそう悪いところではないですよ。食事や入浴のお世話もしてもらえますよ」と玄関で説得を始めた下村さんに、ノブヲさんはこう言い放ったのです。

「私はここで、野垂れ死にする覚悟で生きとる。あんたに何の関係があろうか。いたらんこったい（余計なことだ）」

その言葉を聞いた下村さんは驚きました。そして、こう思いました。

「野垂れ死ににつき合ってみよう」

老人ホームへの入所を頑なに拒否するノブヲさんを、どうしたら外の世界へ連れ出せるだろうかと思案した下村さんは、仲間と一緒にノブヲさんの出かけたい場所をつくることにしました。最初は、あるお寺のお茶室でした。そのお寺にぼけを抱えたおばあちゃんがいたので、ノブヲさんがこのおばあちゃぁんに会いに行く形になりました。そのうちに口コミでやって来るお年寄りが増えたので、集会所をお茶室から本堂へ移したのです。本堂をぼけ老人たちが歩き回る毎日が始まりました。

これでは法事ができないので、同じ敷地内にあった大正時代からの家を使っていいと住職から提案がありました。早速、バザーをして改修費集めです。通ってくるお年寄りたちの家族をはじめ、地域の福祉、医療、保健の関係者が協力して、幽霊屋敷だった家を人が集まれる場所にしました。

最初は託児所にならって「託老所よりあい」という名称にしようと考えていた下村

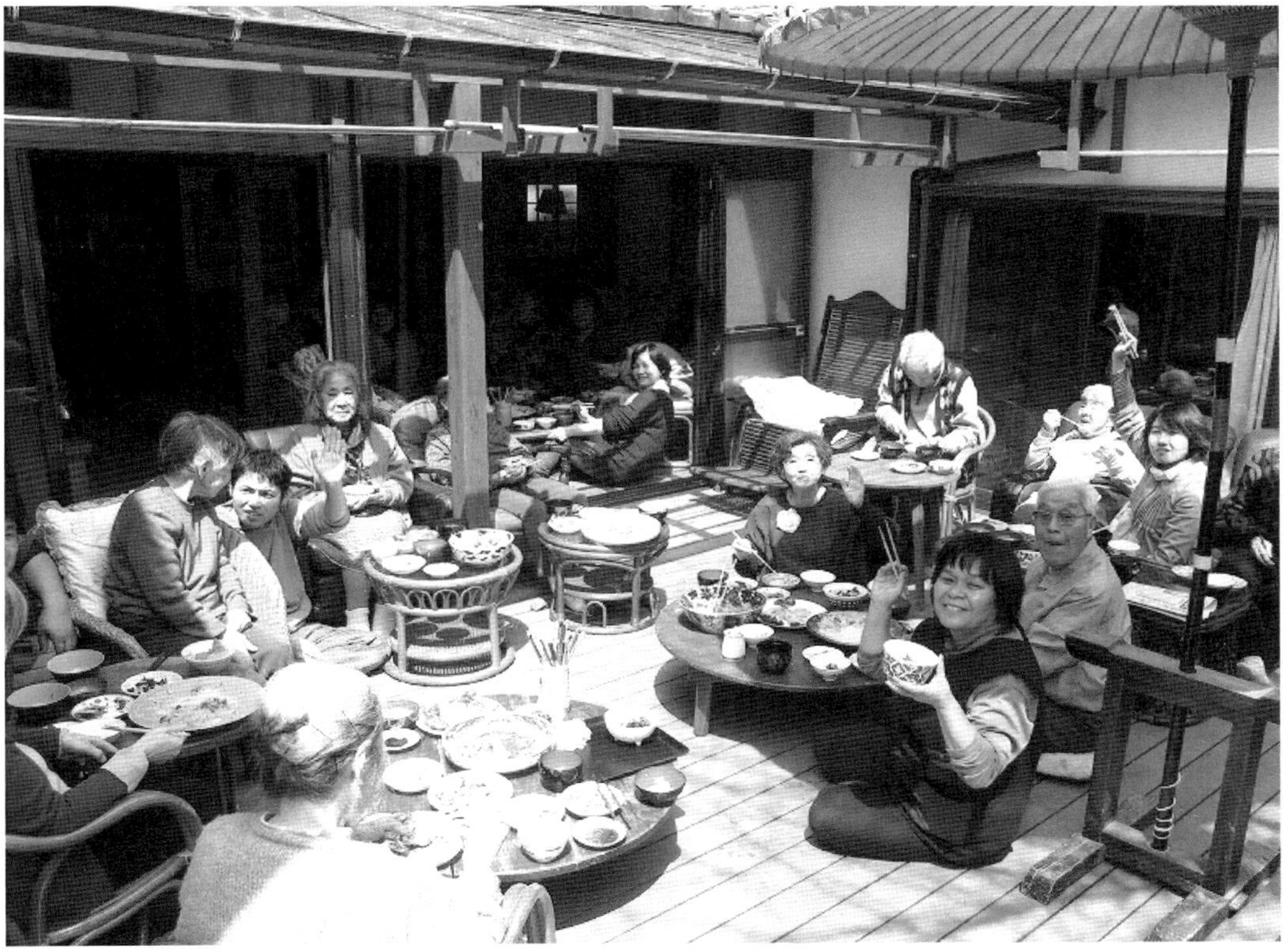

「宅老所よりあい」の食事風景。お天気のいい日は、ウッドデッキで。
なるべく普通のものを自分で食べるのがよりあいの食事ケア

さんたちですが、ノブヲさんにクレームをつけられました。

「年寄りを託すとは何事か。この〝託〟という字が気に入らん」

そこで、自宅のようにその人らしく集える居場所という意味で、「託」の字を「宅」に替えたのです。現在、全国にはたくさんの宅老所がありますが、「託老所」ではなく「宅老所」という名称を始めて使ったのは「宅老所よりあい」が最初だと言われています。1991年のことでした。

「よりあい」という名前は、まだ名前がなかった頃、「お寺の寄り合いがありますけん、迎えに来ました」と言ってお年寄りを連れ出した名残です。制度上はデイサービスですが、ここのお年寄りは自分たちがそんなサービスの利用者だとは思っていません。近所の大きな家の居間に呼ばれてきたと思っています。

特別養護老人ホームを辞めた村瀬さんは、最初は「宅老所よりあい」で、次に「第2宅老所よりあい」で働くことになりました。

認知症のお年寄りは、知力と分別で生きている

東田　いつものことですが、村瀬さんから認知症の話を聞くと、医学的な見地から語られる認知症とはまったく違いますね。

村瀬　ぼけたお年寄りというのは、主観的な事実が本当に強くなって、自分の主観で生きているんだと思います。それと、自分の習慣と。これまでやってきた習慣ですね。あと、何十年間も生きてきた分別。分別というのは、ほとんどのぼけた人が、逆にちゃんと持っているんです。ただ、時間と空間の軸がズレているので、時と場に合った行動が取れなくなってくる。時と場に合った行動が取れないところで思い込みが生まれて、それに分別で対応していこうとするから、周りからすると「なんでこんなことになっとると」みたいに見えることが多いのだと思います。

「第2宅老所よりあい」に入居（自主事業で行っているお泊りを利用）しているおじいちゃんが、面会に来た家族が帰ったあと、「なんで自分がここにおるんやろうか」という疑問が生まれたんですね。ああやって自分には家族がおるのに、面会したあと帰っていくと。自分だけここで暮らしているっていうことを一生懸命考えたときに、「ただいま、恥ずかしながら離婚係争中でございます」と言ったんです。

それは、事実としては間違っています。妻と離婚係争中ではありません。ただ、「第

2宅老所よりあい」に入居してきたプロセスは、もう覚えていない。ここで暮らすことが当たり前になっても、ふとしたときに思うんですね。「なんで俺は家族と生活してないんやろか」と。

そこで、作り話が生まれていく。でもその作り話は、おじいちゃんにとっては今の自分を受け入れる立派な動機になっている訳です。「ここにいてもいい」と思える。

東田　自分で納得しようとしているのですね。

村瀬　納得しようとしている。時間と空間の軸と、事実を覚えていないということの3つがズレているんだけど、自分は今家族と暮らしてないという現実から逆算していって、「俺はどうも離婚係争中なんやな」というところに話がいって、そっちのほうが事実になる。

東田　心の中の動きがあるんですね。

村瀬　と僕は思うんです。それで、一生懸命今の現実を受け入れようとしている。それはある意味、知力と分別だと思います。こういう状況の場合はだいたいこうだという、今までの経験値で当てはまるパターンがあって、おじいちゃんの場合はそれが離婚係争中だったんですね。だから、いっしょに暮らしていない。でも関係も切れていないという。そういう感じだと理解しなければ、すぐ認知症という診断にいくと思います。

東田　なるほど。周りでそういうふうに心情をくみ取ってくれる人がだんだんいなくなっているんですね、どんどん受診に走ってしまうのは。それにしても、認知症の人が知力と分別に支えられていると言ったのは、村瀬さんが初めてじゃないでしょうか。出だし快調なようなので、引き続きよろしくお願いします。

第2章

あらゆる形の入院が認知症をつくっている

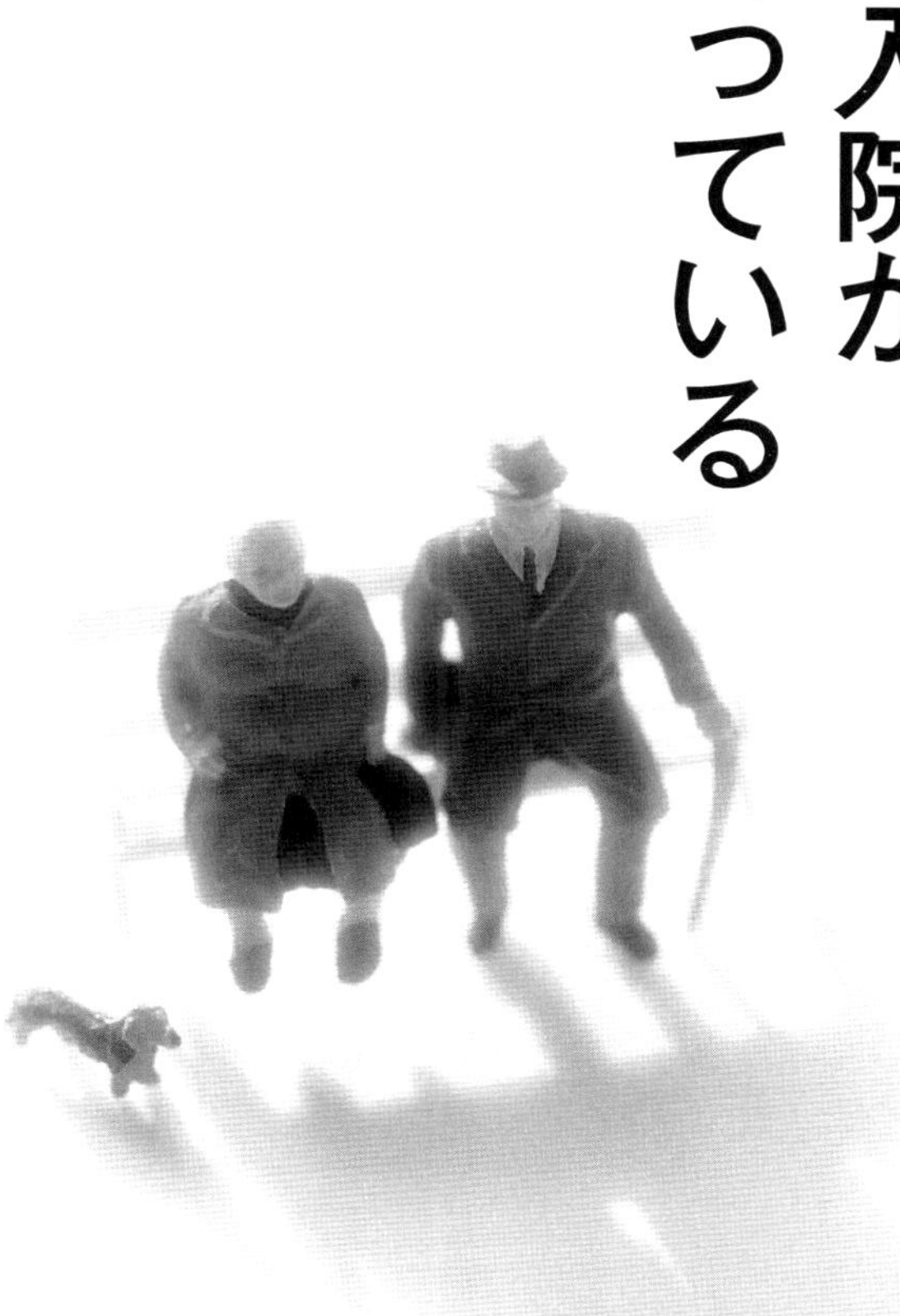

入院は一夜にして認知症をつくる

「認知症は、老いていく自分を認めることができなくなった老人が、障害による機能低下や人間関係の変化などをきっかけに起こす〝自分との関係障害〟だ」と発言したのは、理学療法士で生活とリハビリ研究所代表の三好春樹さんです。

三好さんは、一部の若年認知症を除く大部分の認知症は、脳の病気ではないと発言しています。「ぼけや痴呆の症状は、複雑かつ多彩です。これらの症状の原因を全て脳のせいにしてしまうと、一種の思考停止に陥ります」と三好さんは言います。

三好さんが認知症は脳の病気ではないとする理由の一つは、「だって、認知症は、病院でつくられているじゃないか」というものです。

「認知症が脳の器質的な変化による病気だとするならば、発病に至るまでには長い年月がかかるはずです。しかし現実には、一夜にして認知症になることが少なくありません。それは、入院です。入院して発病による急性期の激しい変化を乗り切ったお年寄りは、自分を確認するためにゴソゴソ動き回ります。ゴソゴソ動くと、看護師が手足を縛るのです。するとお年寄りはあっという間に世界への信頼を失い、目がトロンとなってしまいます。多くのお年寄りが、こうして認知症へと追いやられました」

病院の白い無機質な空間は、周囲に私物をたくさん置けないこともあって、健常なお年寄りでさえ見当識障害（今がいつで、ここがどこだかわからない状態）を起こしかねません。さらに危険なのは、せん妄です。せん妄は意識障害に幻覚が加わった一種の錯乱状態で、せん妄のせん（譫）がうわごとを意味するように、しばしば意味不明な発語を伴います。せん妄には原因によるいくつかの分類がありますが（アルコール依存症の人が起こす振戦《しんせん》せん妄など）、代表的なせん妄の一つが、手術後のＩＣＵ（集中治療室）や病室で起こる術後せん妄です。

せん妄の多くは日内でレベルが変動し、波状的に起こったり鎮静化したりします。せん妄は原因があるので、上手に取り除くことができれば軽快するのです。しかし、多くの医者はそのことを知らず、鎮静剤などで抑えにかかります。するとお年寄りは、後戻りのできない認知症へと向かってしまいます。

急性期の医者が認知症を知らない

村瀬　「宅老所よりあい」でも、一夜にしておかしくなった例があります。うちの職員のおかあさんだったのですが、80代後半のおばあちゃんが、人間ドッグのために入院して、胃カメラで検査をした夜におかしくなりました。それまでは普通に暮らしていて、職員の家の留守番をしたり洗濯をしてくれていた人です。相談があって、退院後「宅老所よりあい」のデイサービスに通うことになりました。デイサービスを利用している間は、病院で起こったような混乱はなかったのですが、思い込みがすごく強くなりました。そこから自分のストーリーづくりが始まったのです。短い入院でも、そういうことは十分あり得ます。

東田　次に移る所が悪ければ、入院を機に認知症になった可能性がありますね。私は別の本の打ち合わせのとき、三好春樹さんと金田由美子さん（愛媛県在宅介護研修センター長）の3人で、入院と認知症の関係を話し合ったことがあります。そこで伺った話ですが、お年寄りは誰でも入院すると一過性のぼけ状態になるそうです。環境が変わるために、自分がどこにいるのかわからなくなる。母親の入院に付き添ってきた娘さんが、手続きを済ませて病室に戻ったら母親から「あなたどなたさんですか」と言われてしまうぐらい、一過性のぼけは出やすいのだと聞きました。これは、最初に認知症があるかどうかが大きく作用していて、軽くても認知症があると、入院でいっぺんに悪くなるといいます。三好さんは、近所の人からそんな相談があると、「思い切って病院から連れて帰りなさい」とアドバイスするそうです。

村瀬　なるほど。

東田　問題は急性期の医者、たとえば脳神経外科医とか心臓外科医とかがまったく認知症を知らないことです。手術後は毎回意識障害との闘いになるのに、手術の結果ばかり気にして、意識障害を治す方法を知りません。と言うか、無事意識が回復するかどうかは気にかけるものの、回復した意識が生活できるレベルかどうかまでは考えてないのです。その後、体の回復はリハビリ職にまかせ、意識面は放置されます。すぐに連れて帰れるような手術ならいいのですが、大手術を受けたお年寄りはかなりの確度で認知症になるのではないでしょうか。

入院の怖さが身にしみた

村瀬　ハル子さんという「第2宅老所よりあい」の利用者のおばあちゃんも、自宅での転倒をきっかけに入院して、病院でみるみるおかしくなりました。すると、「とにかく精神科を受診して、転院してほしい」と、病院から言われたそうです。それを聞いた近所の人が、「精神科に行ったら本当におかしゅうなるばい」と反対しました。一般の人からアドバイス受けて、それでうちに相談にみえたんです。すぐ本人に来てもらったら、そのときはもう足は立たないし、フラフラでした。四つんばいになって歩いていて、巻き尺を持って、「もしもし」と言ったんです。

東田　たまたまあった巻き尺を耳に当てて？　電話だと思ったんですかね。

村瀬　そうでしょうね。で、とにかく薬をやめることにしました。すると、3日目には立ち上がって歩くようになって、普通に会話ができるようになりました。

東田　認知症の症状が出たとき、その病院が「精神科へ移った方がいいんじゃないか」と言ったのですか。自分たちが原因になっていることが、わからないのですね。

村瀬　多分、そうだと思います。足がフラフラだというのは、そういう薬が出たんだろうと思いますね。

東田　転倒したけど骨折はしなかったので、歩けなくする薬が出たんですね。

村瀬　そうだと思います。ベッドの下に潜り込んだりしていたので、もう対応しきれないと。

東田　そうですか。医者や看護師が、入院の恐さに無自覚だというのは信じられない話ですね。

村瀬　僕らも病院でそういう症状が出てしまうというのは知っていましたし、経験もありましたけど、ハル子さんのケースで入院が身にしみて怖いと思いましたね。いろんなことを知らない家族であれば、もう病院の言われるままだと思うんですよ。病院は専門性の高い場所だって、みんな信頼している訳ですから。

東田　今は、「特養ホームよりあいの森」の利用者さんですか。

村瀬　はい。よく職員を把握して、使いこなしています。ただ、自分が決めたことが通らないと不安にならしゃる傾向は強いですけど。一歩間違えたら、今の普通の暮らしはなかっただろうと思うと、自分に照らして「怖いな」と感じます。

東田　自分に照らしてということ。

村瀬　自分もいつそうなるかもしれない。周りがほとんど決定していくわけですから。

長期入院も間違いなく認知症をつくる

東田　私は人前で話す機会があったら、「長期の入院が非常によくない」と言うんですよ。大きな病院に入院した後、老人保健施設などを経由して帰って来られればいいけれども、ちょっと、家族に受け入れる力がなかったようなときに療養病床に回される。あるいは、精神科の病床に入院させられる。老健というのはたいがい経営母体が病院ですから、そこことのたらい回しが始まる。とにかく在宅復帰できないお年寄りが転々として、長期の入院に至る訳ですね。いわゆる社会的入院と言われる、「受け入れる力がないから」という入院は、まさに認知症をつくりますね。

村瀬　つくりますね。

東田　あれで、何年経っても認知症にならない人というのはほんとにすごい人だと思います。普通の人だったら、ほとんどなってしまう。

村瀬　と思いますね。

東田　しかも、長期入院に抱き合わせるようにして胃ろうを造設されてしまいます。療養病床の胃ろう率というのが、相当高い。特養や老健では、7〜8％とか多くて9％くらいなのですが、それが40数％とか、50数％という胃ろう率なのです。そうすると、もう合併症としての認知症はほぼ避けられません。だから、「長期の入院はよくないし、短期の入院も怖いですよ」という話をしています。

村瀬　それは、その通りだと思います。

東田　入院しないといけない場合っていうのは、もちろんあるんですよ。慢性疾患の悪化とか、骨折とか、肺炎とか。でも、原因疾患よりも、入院による弊害の方が大きい場合が少なくありません。たとえば、がんは取ったけれど寝たきりになったとか。肺炎は治ったけれど立てなくなったとか。

村瀬　そうなんですよね。高齢者の場合は、そっちのリスクの方が大きいんです。だけど、ほとんどの家族はそのリスクを知らないんですよ。だから僕らも、入院したときには入院先でのリスクも一緒に家族に話します。一昨日も入居中の男性が転倒して、骨折だったので急性期病院に入院したところです。

東田　「特養ホームよりあいの森」に入所していて、骨折なさったんですか。

村瀬　夜中に、転んじゃったんです。それで、入院したばかりなんですけど。食欲が落ちるとか不穏になって薬が出るとか、そういう状況が出ないように毎日様子を見に行くことにしました。手術をしないという選択で、今ご家族との話し合いが進んでいます。94歳と高齢なので。

東田　どこの骨折ですか。

村瀬　大腿頸部です。大転子部が折れているから、これは手術をしない限り立つことはできないと思いますね。人工骨頭か何か入れない限り。

東田　人工骨頭を入れれば立てるんですか。94歳でも手術の適応があるんですね。

入院と手術のリスクをどう回避するか

村瀬　94歳では、やはり手術をするときはしますよ。痛みも早く取れますからね。大腿骨の頸部ぐらいやったら手術して、また歩く人もおられるんです。だから、決して手術しない方がいい、手術が悪いという訳ではないんですね。ただ、今回については肺の機能も落ちているし、動脈瘤も持っている人だから非常に危ないと。体が手術に耐えられないのではないかという理由で、手術はしない方向で話し合っているんです。で、あとはいつ帰ってくるか。その打ち合わせを今日してきました。

東田　そうなんですよね。要するに入院による認知症の深まりを防ぐ方法というのは、早く生活の場に戻していくということしかないと思うんです。でも、そのノウハウを多くの人は持ってないというか、早期退院に持ち込める人が少ない。これは、どうしたらいいのでしょうか。短期にしても長期にしても、入院をやめてなるべく生活の場に戻していくための、何か有効な方法というのはありませんか。

村瀬　在宅だと、これは非常に困難ですね。結局、自宅に戻すというのは難しい。それは、介護の条件が揃っていれば別ですけど。一人暮らしだったら、まず無理です。そたとえ家族がいても、その家族の生活状況によっては、介護の割合が上がりますから。それまで一人で何とかできていた人でも、骨折で入院して急に退院してくれば、車イス生活のための生活環境とか全部変えていかなきゃいけないですから。そうなってきたときに、住環境を含めて家に帰れるかどうかっていうのは、一つの大きなヤマになります。それをきっかけに、施設入居を待つことになるでしょうね。病院で待ちたいところだけど、病院は「早く出てくれ」ってなりますから。

東田　病院はもう、「出てくれ、出てくれ」って言いますよね。

村瀬　で、とりあえず老健に行きます。政策的には老健を経て家に帰るという方向だったのでしょうけど、ほとんど家に帰れる人はいなくて、結局老健でまた特養待ちですよね。その老健も、「3ヵ月で出てくれ」というところもあれば、「半年、1年までいい」というところもあります。今度は老健渡りみたいになっていく。また、たらい回しです。結局、時間と空間の見当がつかない人の時間と空間を、何度も変えてしまうという問題が起こります。

たらい回しにしないために

東田　たらい回しにすると、認知症が進んでいく可能性が高くなりますよね。

村瀬　そうです。そうなればなるほど、家に帰れる可能性は少なくなります。

東田　すると、「よりあい」のようなところが近くになければ、なかなか在宅復帰は難しいということになりますね。

村瀬　生活をかなり全面的に支えたり、地域の力を借りてでもマネジメントして家で暮らせる状況をつくったりする人が必要ですね。それは基本的に、ケアマネジャーがする仕事のはずなんですけど。でもそれをするには、相当な力がいるんですね。

東田　力量のある人でないと難しい。

村瀬　はい。しかも、介護保険のサービスだけでそれが可能かという問題もありますから。

東田　保険外サービスとか、いろいろなものを知っていないといけない。

村瀬　保険外サービスにプラスして、地域の力も動員しなきゃいけないと思います。そういう状況になったときに、専門職がそれを整えてフルに制度のサービスも、インフォーマルのサービスも、そして家族のまだできることを見つけてでも、家に帰る方法を探らなければならないのですが、努力そのものをしないですから。そうなったら「もう帰れる訳がありません、特養の申請をしましょう」と、家に帰ることを最初から諦めてしまうケアマネがほとんどじゃないでしょうか。逆にケアマネの側から、家族の負担が増えるぐらいなら「もう施設に入れましょう、手続きをしましょう」とすすめるようなかたちが一般的です。

東田　安易な方をすすめてしまうんですね。

村瀬　そっちの方向の支援のウエートが高くなります。要するに、「みんなで苦労して家に帰しましょう」という、苦労のマネジメントはないと思います。

東田　苦労のマネジメントですか。

村瀬　ええ。まあ、それは、一見苦労に見える訳ですけど。

「苦労のマネジメント」があるかないか

東田　「特養ホームよりあいの森」の入居者で骨折して入院なさった94歳の男性の話ですが、骨折したのは一昨日ですね。手術をしないということで、だいたい合意ができた。それで、職員が病院に様子を見に行くということは、よくある話なんですか。

村瀬　うちは結構、行きますね。

東田　誰か、利用者が入院したら。

村瀬　そうです。主たる介護者が高齢のおばあちゃんで、おじいちゃんが肺炎で入院したから付き添ってほしいという話があったとき、僕らは付き添いに行きました。

東田　それは有料でやってらっしゃるんですか。
村瀬　いいえ、無料です。
東田　無料で。でも、職員が一人抜けると、戦力面で大変じゃないですか。
村瀬　大変です。
東田　そこを何とかやりくりして、毎日会いに行くのですか。
村瀬　そうですね。毎日行った方がいいかどうかは、病状によりますけど。少し空けて見に行っても、大丈夫なときは大丈夫です。
東田　で、今度の男性の場合は様子を見ながら、なるべく早くこちらの「特養ホームよりあいの森」に戻ってもらえるタイミングを計るということになりますか。
村瀬　そうです。「ちょっと、昼食と夕食の手伝いに行こうか」っていうふうに。
東田　食事介助ですか。
村瀬　はい。
東田　特養の職員が、病院に食事介助に行くというのはすごいですね。
村瀬　食欲が落ちたりむせたりしたら、すぐ胃ろうの話が出ますから。
東田　胃ろう防止のために。

村瀬　そこの病院がすぐにそういうことを言うかどうかはわかりませんけど、一般的には。だいたい、病院に入院して、食事量が落ちて少しむせたら、胃ろうの話が出ます。だから食事を中心に、こっちでしっかりおじいちゃんの様子を把握しておきたいというのもあって。しっかり食べられていたとすれば、安心ですし。

「ここは自分の家だ」と言える場所にする

そこまでの深い関係が、どうしたら築けるのでしょうか。村瀬さんに、一昨日骨折したおじいちゃんの物語を聞きました。

［村瀬さんの話］

骨折したおじいちゃんの子どもは長男、長女の2人。今日みえた娘さんは、広島在住の人です。もうずっと広島から、通っていらっしゃいます。「第2宅老所よりあい」の、もともと利用者だったんです。「第2宅老所よりあい」で、何年支えたかな、在宅生活を相当支えています。最初は、ご夫婦で生活していたんですよ。福岡の人で、奥さんとは同い年。僕らが最初出会ったときが、90歳ぐらいだったでしょうか。「第2宅老所よりあい」の利用を始めて、それで今94歳なんです、2人とも。家では、主たる介護者が骨折したご主人でした。

奥さんの方が、ちょっとぼけが進んでいて、そのうち2人とも「第2宅老所よりあい」のデイサービスの利用者になりました。で、奥さんが、ほとんど家に帰れなくなって泊まりが多くなったのは、ご主人が介護できなくなったからなんです。奥さんが家で脱水をし始めてですね、「このままだと奥さん死んじゃうね」っていう話になって。とりあえず奥さんだけ、泊まりがちょっと長期化したんですね。

ご主人は家で、「妻が帰って来るまで家を守る」って。絶対に、家を出ない訳です。家族は、「これを機会に、お父さんもお母さんと一緒によりあいに入ったら」ということをずっと言っていました。

ご主人は、デイサービスの利用者でもあるんですが、「第2宅老所よりあい」のことを歌声喫茶だと思っているんです。来るといつも奥さんの隣りに座ります。そして奥さんに1000円持たして、厨房の方を指さして「ちょっとコーヒーをもらってこい」とかって。そんな感じで利用していたんです。時折、「今日は歌声喫茶は開いておりますか」みたいな感じで、夕方タクシーでご主人一人で来たりもしていたんです。

だから、そういう意味ではご主人もちょっとぼけがあったと思います。しばらくは一人で家で頑張っていましたが、そのうち買い物に行っても帰れなくなったりしました。それで、家族とどうするかという話し合いをしました。

「第2宅老所よりあい」にご主人も入るよう説得するような場を設けたりしたのですが、それでもやはりイヤだと言って、ギリギリまで家で暮らしていました。

あるとき、家で転倒して頭を6針縫うケガをしたんです。それをきっかけに、ご主人は「第2宅老所よりあい」に泊まるようになりました。それで、元気になったから帰れるようにしていたら、帰らなくなったんです。「ここは自分の家だ」って言い始めて。

そこで、「第2宅老所よりあい」で2年ぐらい夫婦で暮らして、「特養ホームよりあいの森」をつくったら入居してきました。

「よりあいの森」最初の看取り

どのご家族も、胃ろうはしないと決めているか？　それは、家族によります。僕らと深い関係が築けている人たちは、そう簡単に胃ろうにはならないです。

「宅老所よりあい」の利用者で、一生懸命ボランティアとしてお手伝いをしてくれた娘さんの、お母さんがグループホームに入所していました。90歳を超えていましたけれど。やはり、誤嚥をくり返して入院するようになったんですね。

で、入院した先の病院で、もうあと半年しか持たないと。肺炎をくり返すから「胃ろうを造った方がいい」と言われ、「胃ろうを造っても、1ヵ月持つかどうかわからない」という診断もあって、迷っていらっしゃいました。

よりあいの支援をしてくださってた娘さんだから、相談があったんです。「胃ろうをすすめられている」と。でも自分は「よりあいに」関わっているから、胃ろうには抵抗があると。「この場合は、母にとってどうなんだろうか」という話があったので、お母さんに会いに行きました。そこで、娘さんたちと看取る覚悟で、胃ろうの選択をしないで「よりあい」に帰ってくることにしたのです。ということは、口から食べる努力をすることになるので、当然誤嚥をくり返すかもしれない。そうなって、病院に慌てて行けばまた胃ろうをすすめられるから、「そのとき病院を選択しないということは、それをきっかけに亡くなるということですよ」という確認をしました。「看取るつもりで帰りましょう」と言って帰ってきた訳です。

で、「何が好きか」と聞いたら、「プリンが好きだ」と言いました。そこで職員がお皿いっぱいの大きなプリンを焼いて待っていたら、それを食べたんです、口から。それで結局一年、口から食べて生きました。焼酎も飲まれるようになりましたね。

亡くなられたのは、今年の6月です。ここ「特養ホームよりあいの森」の最初の看取りでした。もう、本当に穏やかに亡くなられたものですから、看取りというような意気込みはありませんでしたね。ご家族が泊まり込む間もなく。でも、ご家族は「一年前に死んでいるはずだった」と喜んでくださいました。この方も94歳です。

あきらめる勇気

村瀬　ご家族に胃ろうをすすめないのは、苦しむという話を関係者からよく聞かされているからです。家族からも、家族会でそう聞きますし。だから、実際に「宅老所よりあい」を利用したおばあちゃんが、肺炎をくり返して入院して胃ろうをすすめられたときも、連れて帰ってきました。家族と相談して、「看取る」って言うから、ここで。それから3年経ったかな。まだ生きていますよ。それに、口から食べています。そういう経験を、常に家族と共有しています。

東田　不自然なことはしない、という訳ですね。今「よりあい」の利用者さんで、胃ろうの方がいない訳ではないんでしょう。

村瀬　今、胃ろうの人はいないです。

東田　いないのですか。

村瀬　過去に一度だけ、胃ろうの人はいたんですよ。その胃ろうがあまりにも過酷だったので、なるべくしないでいたいと思っています。

東田　そうですか。

村瀬　はい。現在、胃ろうの方の相談は受けていないですね。申し込みはあるんですけど、まだ入居されてないので。今後どこかで胃ろうを造設された人が入って来る可能性はあります。だけど、今この中で、利用してる人の中で胃ろうを造ってくれと言われることは多分ないと思います。

東田　最期まで口で食べる努力をしていく、ということですね。

村瀬　そうです。で、口からもう食べられなくなれば、それは、諦めていくことになるのかな。その合意が、家族と取れるかどうかだと思います。

東田　あきめる勇気ということですね。

村瀬　そうですね。

『あきらめる勇気』というのは、「老いと死に沿う介護」とサブタイトルが付いた村瀬さんの著書名です（ブリコラージュ刊）。その中で、村瀬さんはこう書いています。

「日本の家族は、その機能が脆弱であるがゆえに近代医療システムに取込まれる。

問題をもたらす家人を病気にすることが一番手っ取り早い、処方箋なのだ。

老いた者もその処方箋の対象にされている。たとえ、それが加齢による生理的なぼけや身体の機能不全であっても、家庭内では調和を乱す存在とみなされる。機能不全を治療の対象にし、改善を図れば当事者は人生をとり戻し、家族は再生するという幻想を家族は信じ、医療に期待する。医療もまたそれに積極的に応えようとしている。ある側面では、そのことが可能であるかのように扇動している。

家族が老親を元気にしたいと願うのは情愛によるものだけではなくなった。家庭内に自立できぬ者をひとりでも抱えると、家庭そのものが破綻するからだ。破綻し、再生できぬ家族は地域社会から排除されると潜在的に恐怖しているからだ。」

第3章

厚生労働省のキャンペーンが認知症をつくっている

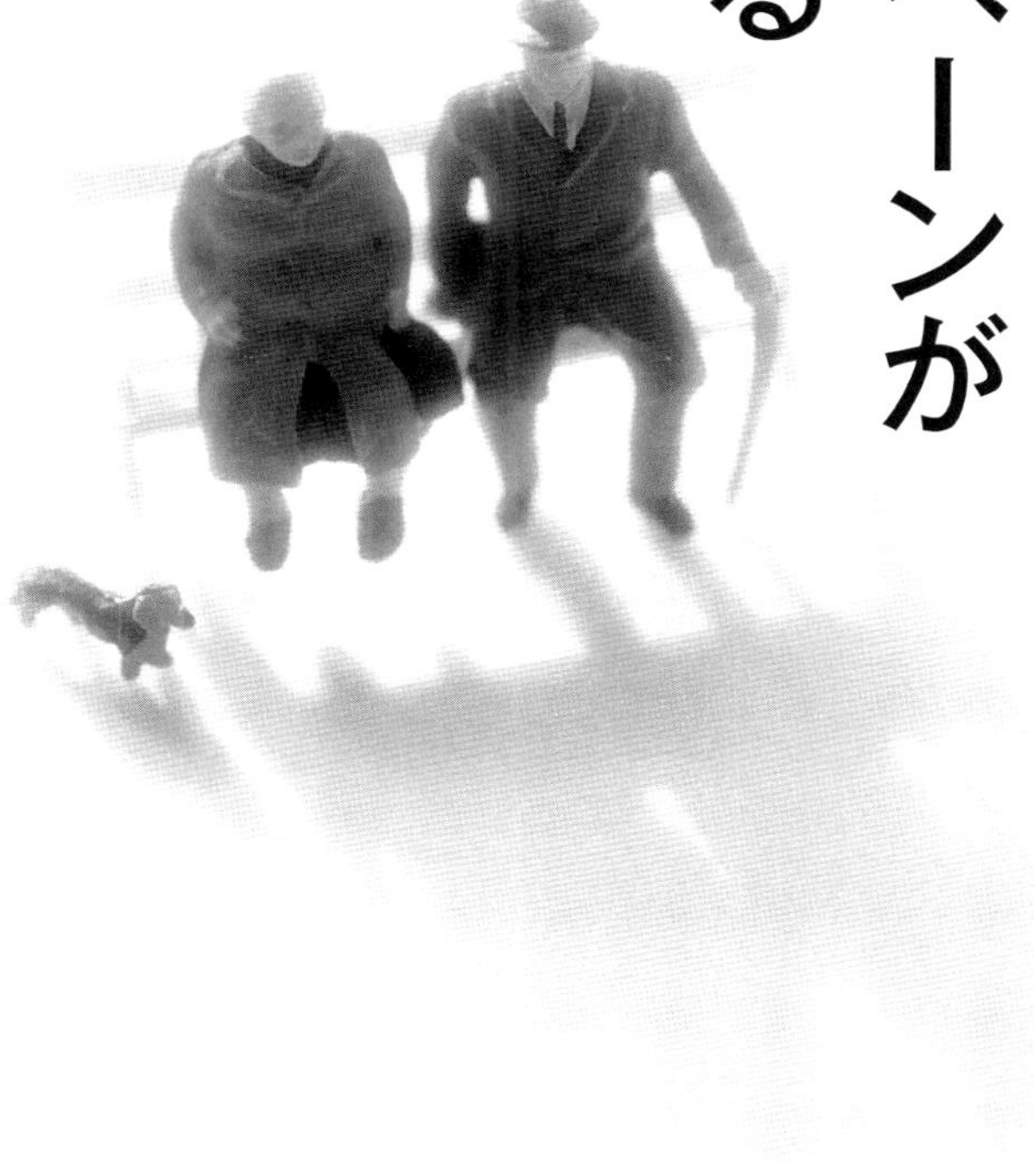

認知症という病名と4大認知症

認知症という名称が生まれたのは、2004年のことでした。厚生労働省は、痴呆やぼけが差別的な表現であるとして、それに替わる6つの候補への投票を呼びかけました。結果は、得票が多い順に「認知障害」「認知症」「記憶障害」「アルツハイマー(症)」「もの忘れ症」「記憶症」でした。ところが第1位の「認知障害」はすでに統合失調症の症状名として使われているからと反対意見が出て、2位の「認知症」に決まったのです。

三好春樹さんは、この言い替えをこう批判しています。

「言い替えることで差別が無くなると思うのは錯覚です。とってつけたような〝目の不自由な人〟〝脚の不自由な人〟という言い方は、〝顔の不自由な人〟〝髪の毛の不自由な人〟といったひやかす言い方を生み、かえって差別的な発言を増やしただけでした。つまり差別的な用語が先にあるのではなく、先に差別する現実があって、そこで使われる言葉が差別的な用語になるのです。だからまず、差別する現実をなくさなければ仕方がありません。言葉の言い替えは何の解決にもならないのです」

ともかくこうして決まった認知症という病名は、またたく間に日本中に広まりました。厚生労働省が2005年を「認知症を知る1年」と定め、向う10年間で「認知症サポーター」を100万人養成するという大キャンペーンを行ったからです。

そのため、認知症という病名ばかりが一人歩きを始めて、肝心なことが忘れられてしまいました。肝心なことというのは、記憶や見当識に障害を抱えたお年寄りでも、普通の暮らしができるように支援していこうという当たり前のことです。厚生労働省が推奨する「早期受診、早期診断、早期治療」では、そうしたお年寄りを「病人なのだから」と医療に押しつけ、自分たちは無関係を決め込んでいるのに等しくなります。

東田　今、医学の世界では、「四大認知症」という言い方をしています。これは、厚生労働省やマスコミも同じです。アルツハイマー型認知症、レビー小体型認知症、脳血管性認知症、前頭側頭型認知症の4つが、認知症全体の9割ぐらいを占めるだろうというのが医学の世界の定説になっています。この病型の違いを、村瀬さんはどういうふうに感じますか。

村瀬　僕らはやはり、福祉の人間じゃないですか。だから考え方と言われると、治らない病気や治らない障害に対して、治らなくても他の人たちと同等の暮らしができるように支援するのが使命だと考えています。だから、どんな名前の病名が付くかよりも、「どう暮らすか」の方が重要なわけです。

東田　何病であるかということは、さほど重要ではないのですね。

病型を分けることに大きな意味はない

村瀬　確かに、診断も大事かもしれないですけど。ただ、それが医療で本当に克服できるものならいいんです。克服できないものに対しては、克服しようとするエネルギーよりも、そういう状況を抱えても普通に暮らすというか、他の障害のない人たちと同等の暮らしをすることの方にエネルギーを割くべきだと思います。だから実際、「アルツハイマーの人だから」、「レビーの人だから」っていうふうに類型化されても、意味がない。生活を支援するというところから言えば、ほとんどやっていることは一緒ですから。病型に合わせて、変えていることはあまりないです。

東田　介護の世界では、病型を詳しく分けることに意義を感じないのですね。

村瀬　そう言い切ってしまうと、多分語弊があるとは思いますけどね。でもその前に、80歳代や90歳代でもアルツハイマーだとかレビーだとか言いますが、本当に脳の病気なのかっていうところに疑いがあります、病型の前に。

東田　病型以前の問題として、認知症は脳の病気なのかどうかが問題だというのですね。

村瀬　90歳の人に、「レビー小体型だ」と言われても、どうかなという感じですね。たとえば、40歳代、50歳代の人にアルツハイマーとかレビーとか言われれば、何かそういう病気になっているのかなとは思うんですけど。

東田　ある程度の年齢を過ぎると……。

村瀬　85歳とか90歳とかなると、どうなんだろうという話です。

東田　どの病気だと、特に言う必要はないんじゃないかと……。

村瀬　脳の病気と言う必要があるのかな、という思いがありますね。それは確かに、しっかりはしてないかもしれないから、ぼけの世界ぐらいで留めておけばいいんじゃないかっていう気持ちです。ぼけのある人でよかったのに、認知症という言葉が広まった頃から病気扱いするようになりました。こっちの客観的事実と、お年寄りの主観的な事実に齟齬が生まれ始めると、「あれ、ちょっと認知かしら」みたいな言葉が、診断を待たずに一般の人からも出てきます。「どうも、お父さん認知じゃないのかしら」とかですね。そういう雰囲気だから、もう今、病院に行かなくたって「認知、認知」って決めつけていいます。認知症とは言わないんです。「認知、認知」と言う。

東田　あれ、よくない言い方ですね、「認知」っていう言い方は。

村瀬　イヤな言い方ですよね。痴呆に替わる立派な差別用語だと思います。

老化の延長線上にぼけがある

東田　お年寄りの中には、何歳になってもぼけない人もいらっしゃいますよね。

村瀬　それはそうです。ぼけのない人だっています。それは90だろうが、しっかりしている人はしっかりしていますね。それでもどこかにやはり、ありますよ。時間軸がズレていたりすることが。

東田　空間軸も。

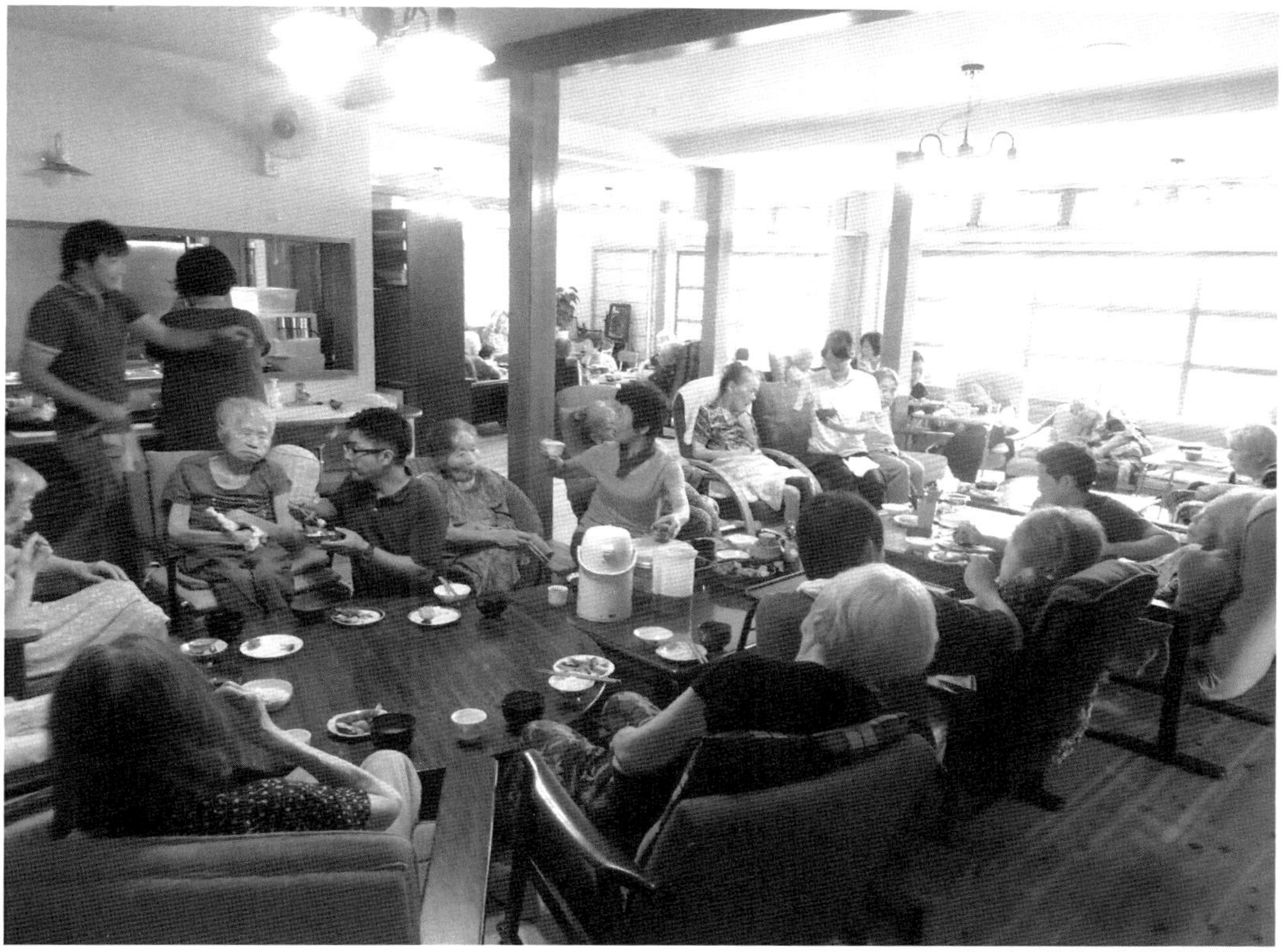

「特養ホームよりあいの森」の内部。手前は入居者。右手奥はデイサービスの利用者

村瀬　両方ズレていたりするようになりますね。かくしゃくとしている人は、ここには来ませんから。

東田　基本的に、要介護認定を受けていらっしゃる訳ですからね。

村瀬　最近、地域で暮らしている人に来ていただいて「特養ホームよりあいの森」で茶話会とかするんです。そういう人たちでも、高齢になるとまったく正常という訳にはいかない。うちの母親を見たって、76歳で自立して一人暮らしをしていますが、だいぶ変です。今年父親が死んだんで、事務手続きなんかをやってもらおうと思って僕が付き添いましたけど。やはり理解は遅いし、勘違いはするし。行政手続きとなると、僕が付き添わないとできないです。よくわからない質問をしたりしますしね、行政の人に。「お母さん、それはいいよ」っていうようなこと言うし。でも、一人暮らしで生活にこと欠くことはないんですよ。ご飯もちゃんとつくれるし。だけど、掃除や整理整頓は、もう本当にできなくなってきました。

東田　まあ、老化が始まっているということでいいんじゃないですか。

村瀬　そう思いますね。だいたい、その延長線上にぼけが出てくると思うんですよ。「会うたびに何かおかしくなりよう」みたいな感じでいい。それを、いつからか「認知症」と病名で僕らが呼んでいるんです、社会全体で。

東田　これは治らない病気だから、一度発症したら不可逆的に進行していって、元には戻らないんだという目で見ている訳ですね。

村瀬　そうですね。

東田　そういうレッテル貼りをしていく風潮を感じます。厚生労働省のキャンペーン、大成功ですね。

介護する人は、決めつけないことが大切

村瀬　結局、同じものを見ている可能性がある訳でしょう。ぼけている人を指して、レビーだとか、ピックだとか、アルツハイマーだとか呼ぶのは、共通する症状を集めて分類しているだけで。でもそれは、ぼけというふうに呼んでもいいんじゃないかって僕は思います。

東田　結局、同じものじゃないかと。

村瀬　ただ、呼び方が違うだけの話で。それが、ピックだとか言えば、ほんとに「脳

疾患」になるけど、ぼけだと、「老いが深まった」とか、「耄碌《もうろく》した」とか、「お迎えが近い」とか、そういうふうに了解の仕方が変わってきますよね。呼び方が変わると。

東田　生活を支援する上では何も変わらない、とおっしゃいましたね。

村瀬　そうなんですよ。よく昔は、「傾向が違う」と言いました。「脳血管性の人の傾向とアルツハイマー病の人の傾向とは違うから、それぞれに対応を変えなさい」とかよく言われていました。

東田　勉強しようっていう時期が、一時期ありましたね。

村瀬　ええ。類型化して「こうだ」と言われれば、そういうふうに見えてきますけど。でも、どうご飯を食べるか、どう排泄するか、どう風呂に入るか、どう季節を楽しむか、どう人との関係をつくり、一人ぼっちじゃなく豊かに暮らしていくのか、孤立しないで暮らしていけるのか、を大切にして支援するようにしています。ピック病の人のお風呂の入り方とか声のかけ方とか、「アルツハイマーの人はこんなふうな声のかけ方とやり方があります」とか、そうはならない。共通しているのは、タイミングを見るってことしかない訳です。ピックの人だろうが、アルツハイマーの人だろうが、脳血管の人だろうが、その人のリズムとタイミングでお風呂に入り、外へお出かけしていくことが大切です。

イヤがることをしないのが最大の認知症ケア

東田　それは、イヤがることをしないということですか。

村瀬　そうです。無理に何かをしないということがすごく大事です。要するに、介護者が何かをさせようとしても「今の時間じゃない」と言いたいときに、言葉でうまく表現できないお年寄りは、抵抗で示す訳じゃないですか。「今の時間じゃない」ということを。

東田　いわゆる問題行動と呼ばれる行為がありますよね。問題行動というのは介護する側が問題だと感じているだけで本人には正当な理由がある訳だから、これは不適切な言葉だということで使わなくなりました。最近では周辺症状とか行動心理症状、その英語の略語であるＢＰＳＤとか言いますけども。そういうのが出るのは、介護者がその時期じゃない、そのタイミングじゃないことを無理にやらせているから。そういう働きかけに対して、反応している訳ですね。

村瀬　それでも見ていて、ただのぼけの人と少し「脳病変のある人なのかな」という人との違いは、どんなに高齢であっても分かれるには分かれます。

東田　ちょっと病的な感じのする人は、いるということですね。

村瀬　やはりあります。でもその違いが、医者にはどうしてもわからないみたいですよ。僕らが見て、この人は脳病変があるなと思う人も、これは加齢によるぼけだなと思う人も、病院に行けば同じように認知症という診断を受けて帰ってきます。診断書にはだいたいアルツハイマー型って書いてありますけど。

東田　村瀬さんには、両者の違いがわかるんですね。

村瀬　一緒に生活すれば、わかりますよ。お風呂に入るにしても、「今お風呂沸いてます、お風呂の時間ですけど入りますか」って言ったら、おばあちゃんから「それは私の時間じゃございません、あなたの時間です」って返される訳です。こういう、言ってみたら筋が通っているような、通っていないような屁理屈で乗り越えているような人たちは、ぼけの世界を生きていますけど、そうではない人もいます。もっと本当に、行為そのものを忘れてしまっているという人がいるんです。それが、50歳代、60歳代で早く出てきている人は、やはり脳病変かなと思います。

東田　早く出てきている人は、病気と考えてもいいですか。

村瀬　はい。けど、そういう人も今は、70歳代、80歳代まで長く生きていますから。

東田　60歳代だった人が70歳代に、70歳代だった人が80歳代になってこられた、ということですね。

村瀬　はい。そういう人たちは、行為そのものをどんどん忘れていきます。行為の主体として、何だか存在しないような雰囲気になっちゃうんです。食べることすら忘れちゃっているから、噛むという行為もできなくなる。脳病変のある人はそんな感じで、高齢期でぼける人とは明確に分かれてきますね。でもそういう人は、本当にわずかです。

東田　わずかですか。

村瀬　少ないです。

加齢によるぼけと脳病変の比率は

東田　なるほど。村瀬さんは常に多くのお年寄りと関わっていらっしゃいますが、

「特養ホームよりあいの森」「第2宅老所よりあい」「宅老所よりあい」の利用者さんを眺めて、過去の特養勤務時代もぜーんぶ含めて、認知症と一括りにされるお年寄りの中で、本当に脳の病気の人と、加齢によるぼけの人というのは、どのくらいの割合だと思いますか。

村瀬 8対2くらいじゃないですかね。

東田 8対2くらいで、加齢によるぼけの方が多い訳ですね。

村瀬 はい。その2っていうのも、そんないるかどうかわからないです。

東田 脳の病気だと思える人は、2いるかどうかもわからない。なるほど。先ほどちょっと名前が出た、金田由美子さんが私に教えてくれたことなんですけれど、見当識障害はあるし短期記憶もまったくなくて、もう片っ端から忘れていくんだけれども、言葉による反応があって、瞬時の判断ができて、生活行為がまだ残っていれば、それはアルツハイマー型認知症というふうな病名にするんじゃなくて、アルツハイマー症候群ぐらいでいいんじゃないかと言っていました。

村瀬 ああ、僕らはそれをも症候群というふうに呼ばない方がいいぐらいの感覚がありますね。僕らはそれを、ぼけって呼んでいる訳です。

東田　病気の軽い重いじゃなくて、質が違うということですね。

村瀬　両者は、質が違うんだと思います。

東田　なるほど。村瀬さんと金田さんは、多分同じことを言っているのではないでしょうか。ぼけという言葉を使えない職場がほとんどですから、そこは何かしら工夫が必要ですね。

村瀬　認定調査は、想定外のことが起こりますよ。脳病変の人は、質問そのものに関心を持ちません。

東田　要介護度を決めるための認定調査ですね。

村瀬　金田さんが言ったような、生活行為はまだ残っていて、主観的事実でその場をちゃんと乗り切るという感じの人は、ぼけだと思うんですよ。そういう人が、訪問調査員から認定調査を受けたときのやり取りがすごいですもん。「今の季節はどんな季節ですか」と訊かれたら、おばあちゃんが「今は、もうそら、最高の季節」とかね。「どこのお生まれですか」と訊かれたら、答えられないことに対してそれを隠すために、「あなたこそどこのお生まれですか」とか。質問に対して質問返しをしますからね。「ばあちゃん、私は誰ね」って家族が訊いたら、「あんたはあんたたよ」とか言って。だから、こういう感じの返しをしていく人たちは、ぼけているけど病気じゃないということですね。

東田　10分後には、訪問調査のことを忘れているとしても、ですね。

脳の病気は、病型を移行していく

村瀬　そういう人は、病気の領域に入れない方がいい気がします。でも、ここで矛盾が起こるんです。訪問調査が来たときに、僕らが「この人は認知症です」って言わないと、要介護度が付かない。そう言わないと僕らは介護報酬がもらえないし、お年寄りは介護保険の社会的なサービスが受けられないことになります。だからみんなで、「この人は認知症だ」と言う訳です。家族もそう言わなければならない。

東田　私は『認知症の「真実」』（講談社現代新書）という本を書いたときに、認知症医療の最前線を取材しました。そこで驚いたのは、最前線の医者が、認知症の病型を分けることには意味がないって言うんですよ。昔、アルツハイマー型認知症と脳血管性認知症が合併した混合型認知症というのがありましたね。ああいう合併だけでなく、移行もするからって。最初はアルツハイマー型認知症だった人がレビー小体型認知症に移行したとか、レビー小体型認知症とピック病が合併したレビー・ピック複合になるとか。つまりお年寄りの頭の中にはアルツハイマー型認知症の原因物質アミロイドβも、レビー小体型認知症の原因物質レビー小体も、ピック病の原因物質ピック球も、すべてあると言うのです。さらに脳血管性認知症を引き起こす極小の脳梗塞は、加齢に伴ってどんどん増えていきます。つまり、どれを発症してもおかしくないし、移行してもおかしくない。あらゆるパターンの合併があり得るらしいのです。だから病型の診断に時間をかけず、「〇〇っぽいね」でいいし、変化したら「今度は××っぽくなったね」でいいのだと。要は対処療法で十分だという話なのですが、お年寄りを脳の病気にするロジック（論理）って、そこまでハードルが低くなっているのかという驚きも感じました。

村瀬　なるほど（笑）。

東田　その理由が、脳はネットワークの器官だから、どこか悪いところがあったらよいところも影響を受けるんだと言うんです。結局、わからない訳ですよ、医学でも。病名を付けても、しばらくすると違ってきちゃうらしいです。

村瀬　そうだと思いますよ。

東田　だから、認知症の患者さんをよく見ている先生は、だんだんわからなくなってきているというのが、実態みたいです。

村瀬　見れば見るほどわからなくなるんじゃないですかね。それと、毎年毎年、年も重ねていきますから。

東田　そうですね。加齢が加わってくるから、どう変わっていくかわからない。医療関係者は常に本人を見ている訳じゃないけど、気が付く人はいるんですね。

村瀬　老いるということは、刻々と変化が出るということですから。

東田　厚生労働省のキャンペーンは大成功した訳ですが、あと家族が不安になるのは、マスコミが認知症への恐怖心を煽っているからだと思います。予防の特集とか、よく組みますよね。

村瀬　そうですね。マスコミはもうある意味、いろんな恐怖心を煽ってお金に換える媒介になっているんだと思います。

東田　心配させないと、本や雑誌が売れないのでしょうか。

マスコミの扇動に乗せられるな

村瀬　最近見ないですけど、ある健康商品の広告が印象的でしたね。「病気になる前の状況を未病と言う」っていう、あれです。だから、「今は病気を発病してなくても、あなたは未病ですよ」っていうようになると、「それ当たり前の話でしょう」とはなかなか言えない。東洋医学では、もっと違う意味合いがあるはずだと思うんですけど。理屈としては何となくわかるけど、「じゃあ、一般常識で考えりゃ、みんな未病じゃない？」と心では思っても不安に駆られる。それに乗じて「だから飲みなさい」と、恐怖を煽っている感じがします。

東田　軽度認知障害（ＭＣＩ）の恐怖を煽るのも同じですね。

村瀬　それは多分、認知症だけでは収まらないと思います。お風呂のコマーシャルだって、子どもがワーッとお風呂に入っているところを、違うフィルムでパッと映したら、黄色いのがいっぱい付いていて。これだけ雑菌が付いている、なんて言われる訳ですね。今まで、そんなフィルム通して見たことないですから。お風呂に入ったら清潔になって、気持ちよくなったと思っていたところが、「ええ？　じゃあ、あの洗浄剤買おうか」みたいな話になる訳でしょう。もともとベースに市場の原理があって、とにかく消費者を脅かして商品を買わせるっていうところに、認知症も加わったんじゃないかと思います。

東田　商業主義がベースにある訳ですね。そこに認知症も加わったと。

村瀬　はい。テレビを見ていると、今ではずいぶん脅かされるようになっていると思うんです。昔は、もっと安心があるようなコマーシャルが多かった。「これだけいい性能のものをつくりましたから」「この製品はこんなに優れているから、生活がもっと安心になります」といった感じで。「よくなります」っていうことだったと思います。今はとにかく「大丈夫ですか」、「これがないと危険ですよ」って、脅かして買わせる方式ですね。そのように、手法としてでき上がったベースの上に、今度、認知症もターゲットになって、老い全体がターゲットになってきたと思います。

東田　「このサプリメントを飲むと、これだけ歩けます」とか、80歳代に見える人でも言いますよね。

村瀬　その実感のある人たちがコマーシャルに出て、「私はこのサプリメントのおかげで舞台に立っています」なんて言います。

東田　「個人の感想です」と、小さく文字を入れて。

村瀬　はい（笑）。

認知症への関わりが精神科中心でいいのだろうか

東田　ところで、認知症疾患医療センターというのを国がどんどん指定しています。全国で150くらいはあるそうですけれど。聞かれたことはありますか。

村瀬　はい。認知症は、予防重視型システムにしていくっていうのを国が決めているものですから。街を歩いていても、「福岡市はこれだけ設置します」みたいな広告があちこちにあります。

東田　少し説明させていただくと、国の施策としてオレンジプラン（認知症施策推進5か年計画）というものがあるのです。最初は厚生労働省による2013年から2017年までの計画だったのですが、「G8認知症サミット」の中で安倍首相が「日本は新たな認知症の国家戦略を策定する」と発表してしまったものですから、あわててかさ上げして2015年1月に「認知症施策推進総合計画」、いわゆる新オレンジプランと呼ばれるものを打ち出しました。ここで問題になるのが、在宅の潜在的な認知症のお年寄りを探し出して、治療に結び付けようとする動きです。全ての自治体が「認知症初期集中支援チーム」というものをつくり、これは医者を中心とした数人のチームなのですが、閉じこもっている認知症高齢者を訪問して、認知症疾患医療センターへつないでいくという動きです。カンタンに言うと、「認知症狩り」が始まろうとしているように感じますが、いかがですか。

村瀬　僕も一応社会福祉法人の理事なので、県の方針を聞くような会議に出て、協力できることはしますし、意見を言うべきところは言います。ただ、予防重視型システムというのは国の方針なので、従うべき立場にあります。

東田　認知症疾患医療センターには認知症の専門医がいるという触れ込みですが、かかりつけ医がわからなければここへ相談するようにということなんですか。

村瀬　多分、そうだと思います。

東田　私が問題だと思うのは、全国で認知症疾患医療センターに指定されている公的機関や病院は、精神科が多いと言われていることです。

村瀬　そうでね。精神科です、ほとんどが。

東田　やはり。ほとんど精神科病院なんですか。

村瀬　福岡県ではそうです。福岡市と久留米市ぐらいですね、県内で大学病院が入っているのは。

東田　ということは、オレンジプランを推進すると、認知症の人を精神科病院へ連れて行こうという流れになりますね。

村瀬　なりやすいでしょうね。ただオレンジプランだけじゃなくて、介護保険そのものの、国の施策そのものが予防重視になっています。「早期受診、早期診断、早期治療」が基本です。医療が中心となって、予防政策は進められていくと思います。

治療ではなく、人との関係で補えばいい

東田　相談窓口は、どこになりますか。

村瀬　「早期受診、早期診断、早期治療」が基本ですから、相談の窓口は医療でしょう。診断のために検査からスタートします。

東田　認知症の知能検査ですね。

村瀬　はい。

東田　そこで、ＭＣＩと呼ばれる軽度認知障害あたりから拾い集める。それで、「早く薬を飲みましょう」という話になりますね。

村瀬　そうです。ある地域で、そういうＭＣＩの人たちを早く見つけて、リハビリとかすれば認知症の出現率を抑えられたみたいな研究がありました。あれなんか、畑で作業しているおばあちゃんが、軽度の認知症にされてしまいます。作業している人ですよ。そこに保健師さんが訪問して話しかけて、「今何しよると」と言うたら、ビニールでつくったわらじか何かを見せて、「これをつくりよる」とか言っている人を検査に連れて行く。で、いろいろ造影診断とかすると、「どうも軽度認知障害の可能性があるから」って、集まりに誘い出されています。

東田　画像診断をするんですか。

村瀬　はい。とにかく診断を受けさせて、集団でリハビリをします。そこでおばあちゃんが言っているのは、「いやあ、もう一人暮らしでね。人とあんまり会わんもんやけん、言葉忘れたごたる」とか言っているんですよ。そういう人が軽度認知障害という診断を出されているんです。

東田　元気に畑仕事をしていたのに。

村瀬　そうです。

東田　日本中の全部の自治体が初期支援チームをつくらされて、出かけて行って、探し出してでも治療に結びつけようとしていますよね。

村瀬　はい、そんな治療ではなくて、普通にすればいいのにと思います。本当だったらおばあちゃんが出かけていくような、何か普通に人が集って、よりどころになるような場所が必要なのです。自分の日常生活に対して、お互いが助け合ったり、ときには一緒に何か趣味を共有したりという、ごく当たり前の生活基盤がないことが問題だと思います。それを社会の問題として、取り組む必要があると思います。

東田　そういうものをつくってあげた方が、お年寄りに薬を飲ませるよりもよほどいいですね。

村瀬　そうです。だってお年寄りだけじゃなく人間って、全ての能力が完璧じゃない訳でしょう。何かが過剰に優れていたり、欠落していたりする。それを、人との関係で補っているのだと思います。

東田　若い頃からそうなんだから、年をとっても、どこかが障害されても、人との関係があればやっていけるんですよね。

村瀬　年寄りの場合は、もう何十年もくり返してきた生活習慣という強い味方がありますから。だから別に、昨日やその前のことを忘れてしまっていても、日常に大きな支障が少ない。大切なのは、その人が培ってきた生活習慣が継続される支援です。物忘れによって命を落としたりすることは、まずないわけですから。

東田　まったく同感です。認知症を強引に医療へ結び付けようとする国のキャンペーンは、政策として間違っていると思います。

第4章

医学会と製薬会社が認知症をつくっている

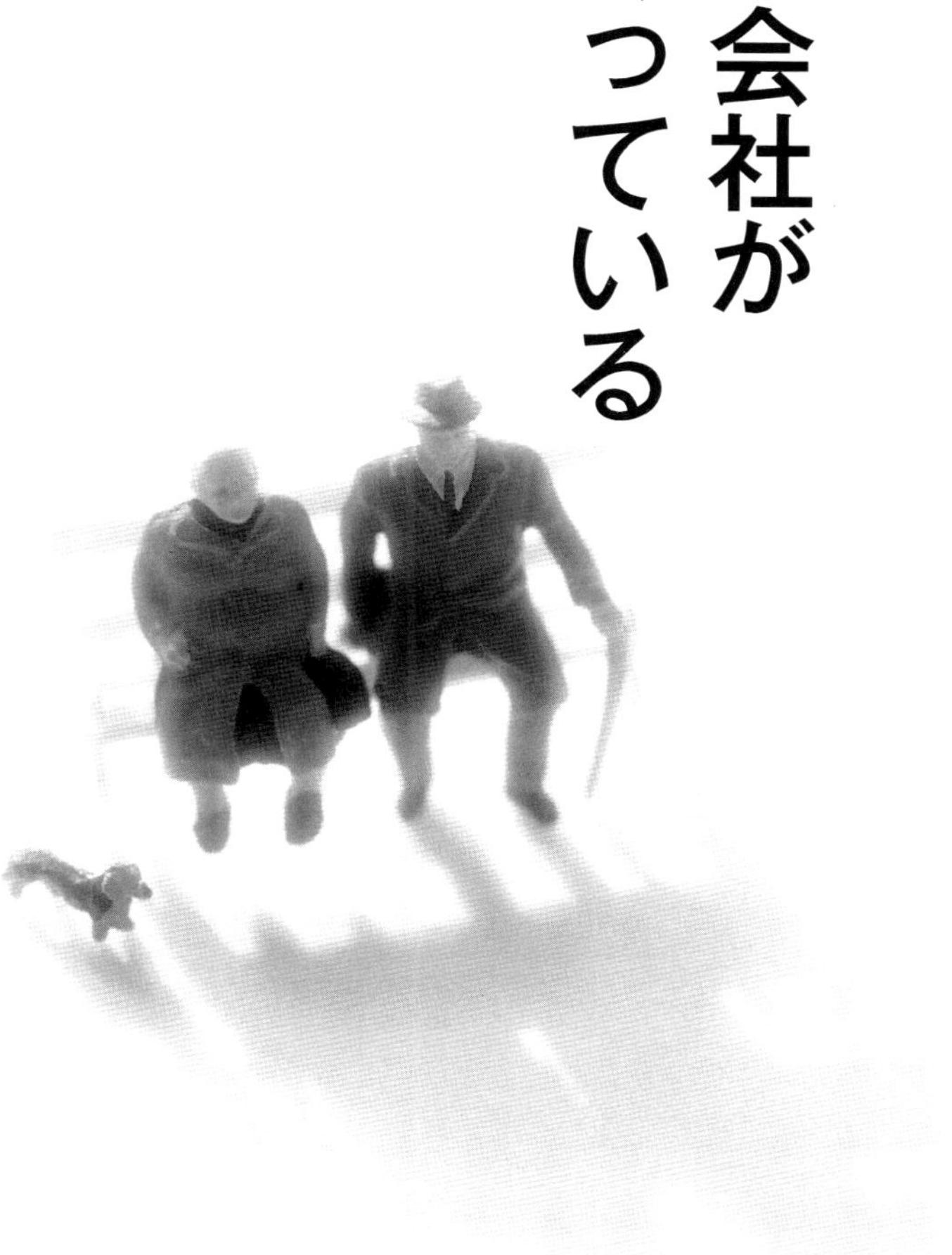

「認知症の薬」とはどんな薬なのか

皆さんは認知症の薬について、どのくらいご存知ですか。「アリセプトなら知っている」という方は、たくさんいらっしゃると思います。

認知症の薬は、大きく言って2種類あります。認知症には中核症状と周辺症状があるので、中核症状の薬と周辺症状の薬です。まずはその違いを説明しましょう。

中核症状というのは認知機能が障害されたことから出る症状で、具体的には記憶障害（直前のことを忘れる、出来事全体を丸ごと忘れる）、見当識障害（ここがどこで今がいつか、自分が誰だかわからなくなる）、実行機能障害（これまでできていた家事や趣味ができなくなる）などです。

周辺症状というのは、かつて問題行動と呼ばれていた症状で、近年BPSDと呼ばれたり、その訳語である「認知症に伴う行動・心理症状」、それを縮めて「行動・心理症状」と呼ばれたりします。具体的には徘徊、暴力、暴言、介護抵抗、失禁、不潔行為、食行動異常、昼夜逆転、幻覚、妄想、不穏、抑うつなどです。

図２　抗認知症薬の増量規定（標準治療）

アリセプト（ドネペジル）

1日3mgから服用を開始する。3週目から1日**5mg**に増量し、維持する。1日5mgで足りない場合、5mgで4週間以上経過していれば**10mg**まで増量可能

イクセロンパッチ／リバスタッチパッチ（リバスチグミン）

1日4.5mgパッチから使用を開始する。4週目に9mgパッチに増量、8週目に13.5mgに増量、12週目に**18mg**に増量し、維持する

レミニール（ガランタミン）

1日8mgから服用を開始する。5週目から1日**16mg**に増量し、維持する。1日16mgでは足りない場合、16mgで4週間以上経過していれば**24mg**まで増量可能

メマリー（メマンチン）

1日5mgから服用を開始する。1週目に10mgに増量、2週目に15mgに増量、3週目に**20mg**に増量し、維持する

■製薬会社が定めた有効量

中核症状は認知症になると誰にでも出るもので、進行に伴って深刻化します。周辺症状は、誰にでも出るものではありません。認知症であっても穏やかでニコニコしていられればいい訳ですから、介護の世界では周辺症状が出ないような対応を心がけます。

ここで問題にするのは、認知症の薬物療法です。医者にかかって認知症の治療を受けるということは、中核症状や周辺症状に対して、薬を投与してもらうことを意味します。中核症状に対しては抗認知症薬を、周辺症状に対しては向精神薬（抗精神病薬、抗うつ薬、精神安定剤、睡眠薬など）が使われるのが一般的です。

図2には、抗認知症薬の一覧表を示しました。１９９９年11月にアリセプトが発売されて以降、２０１１年までの約10年間はアリセプトの独占状態が続いたのですが、現在では４種５薬体勢が整ったところです。

皆さんにはまず、抗認知症薬の問題点を知っていただきましょう。

①抗認知症薬は、認知症を治す薬ではない

第３章で説明した厚生労働省、医学会、医者、マスコミによる認知症キャンペーン

で「早期受診、早期診断、早期治療」をすすめる人々が必ず口にする二言目の決まり文句は、「進行を遅らせる薬があるから」です。それは抗認知症薬のことを言っているのですが、どれくらい遅らせてくれるのか、皆さんはご存知ですか。

一般の人がアリセプトに代表される抗認知症薬に抱いているイメージは、飲み始めたらそこで進行が止まるというものです。しかし、実際には飲み続けても緩やかに進行します。一部の人（4〜6割）で9ヵ月から1年間は進行速度を弱めるものの、その時期を過ぎたら効かなくなるのです。そして、飲むのをやめれば飲まなかったのと同じ状態になるのですから、認知症の中核症状が治る薬ではありませんし、効果について過剰な期待を抱いてはいけない薬だと言えます。

②抗認知症薬のうち3種は興奮系の薬剤である

一方、副作用は確実に存在します。特に問題なのが、抗認知症薬のうちメマリーを除く3種は興奮系の薬で、易怒《いど》（病的な怒り）を引き起こす点です。お年寄りが認知症の薬を飲むと、興奮して暴れ始めたという報告は、枚挙にいとまがありません。

③抗認知症薬にはどれも増量規定がある

それなのに、抗認知症薬には図2のような増量規定があるのです。たとえばアリセプトであれば、1日3㎎から服用を開始して、3週目からは5㎎に増量しなければなりません。約20％に出ると言われている易怒にはお構いなく、医者は規定通りに増量しようとします（規定以外の処方をすると、診療報酬がカットされて保険診療にならず、薬代が病院や医院の自腹になる可能性があるため）。

副作用で大変な思いをした家族が医者に「何とかしてください」とお願いすると、多くの医者は増量規定を守りながらお年寄りを鎮静させる向精神薬を処方します。つまりアクセルとブレーキを両方踏んだような治療が、70歳代、80歳代、90歳代のお年寄りに行われることになるのです。

「とりあえずアリセプト」が常態化した認知症医療

東田　「うつ病の治療薬ができてからうつ病の診断が増えた」というのは昔の有名な話ですが、認知症も同じようなことが起こっています。今は認知症の薬が4種類に増えましたが、１９９９年にアリセプトが登場してから、認知症の診断と治療が変わったという気がしませんか。

村瀬　アリセプトを飲んでいる人は、すごく多いです。

東田　認知症というと、「とりあえずアリセプト」になっていませんか。

村瀬　そんな感じですよね。

東田　結局副作用が出ちゃう人だっているわけでしょう。易怒が出て、介護が本当に厄介になってきたとか。

村瀬　ちょっと興奮しちゃったりして、ご主人のことを「泥棒」と言い始めた人がいました。で、お薬をやめたら落ち着いたっていう人もいました。あとは、飲んでいても飲まなくても、全く変わらない人がいます。そんな人は、飲む必要があるのかどうかわからないです。

東田　多分、効いていないんでしょうね。

村瀬　そう思います。

東田　この認知症薬に、増量規定というのがあるのです。アリセプトだと、３mgから始めて、２週間で５mgに上げないといけない。高度アルツハイマー型認知症には、10

mgまで使ってもいい。アリセプトはレビー小体型認知症にも承認を取りましたが、こちらは3mgから始めて2週間で5mgに上げ、4週間経過後10mgまで必ず引き上げなくてはなりません。薬剤過敏性があるレビーの患者さんがどうなるか、今から心配です。ほかにも、パッチ製剤にしても何にしても、全部の抗認知症薬に増量規定があります。これは医療の立場の人もそう言いますけれども、他の薬剤に例を見ない奇妙な規定です。少量で興奮する人というのは、ある意味でいえば効いているのだから、増やして副作用で飲めなくなるよりも、量を減らして継続した方が患者さんと製薬会社双方にメリットがある気がするのですが。

村瀬　症状を見てじゃなくて、規定通り一律に上げなければいけないんですよね。ひどい話だと思います。

東田　医者から「次は何週間後に来てください」って言われますが、その何週間後が、薬の用量が上がるタイミングなんです。次回の診察で患者さんがどうなっているかに関係なく、処方を変えなくてはいけないから次回の診察日が決まります。それでドンと用量が上がって、副作用で脱落するか続けられるかになるんです。でも、続けられる人っていうのは効いていない人なんですよね。

村瀬　脱落する人は、悪くなった人ですね。

東田　そうです。過敏に反応する人っていうのは、量を減らせばある意味効く可能性もあると思うんですけれど、それをさせない。最初に処方した量で認知機能がよくなってきたからその用量を維持したいと思ってもできないし、増やして悪化したから元に戻したいと思ってもできない。この増量規定が、認知症の治療を台無しにしているところがあります。私は、これを問題にしていかなくちゃいけないなと、今強く思っています。

村瀬　なんで、患者さんの容態よりも仕組みが優先しちゃうんですかね。

東田　アリセプトが最初にそれをやったからなんですよね。他の認可された薬も全部、それに倣《なら》った形です。

村瀬　なるほど……。

「薬害性認知症」がBPSDの8割

東田　2011年に抗認知症薬が3種類出ました。レミニール、メマリー、リバスチグミンのパッチ製剤の3種類ですね。この時、村瀬さんの周辺では何か動きがありましたか。

村瀬　一時的にメマリーが普及しました。出したがる医者がいたということですね。アリセプトが効かなくなってきたから替えてみようかということでもない。要するに、物忘れがある人に「メマリー飲んでみる？」といった軽いノリですよ。「薬害元年」と東田さんがおっしゃったけど（『ブリコラージュ』2011年6月号）、その通りの医者もいるということです。自分で病院に行っているような人が、「とりあえず新薬出たから、飲む？」って医者から言われて、「飲んでみようか」という感じで。しっかりしている人たちは、医者から言われたら飲みますね。そういうふうに処方された利用者がいたから腹が立って、家族にすぐ電話しました。

東田　認知症の薬に限らず、お年寄りにはなるべく薬を使わないほうがいいという考え方があるわけですが、現実は逆行していますね。80歳、85歳、90歳のお年寄りが片方の手のひらに乗せると、山盛りになるくらいたくさんの薬を飲んでいます、医者はアルツハイマー型とか脳血管性とか原因疾患で認知症の名前を付けますが、それに倣って言えば、私は薬剤性認知症が全体の3割くらいはあるのかなと思います。

村瀬　薬剤性はすごいですよ。認知症全体の原因として何割かはわからないけど、いわゆる問題行動と言われるものの8割くらいは薬害じゃないでしょうか。一昔前までは、明るい「ぼけ」のお年寄りがいたんです。混乱すらしていない。自分の主観的事実が全てで、悩んでもいない。こういう人は、生理的なぼけです。今ではそういう人たちが「早期受診、早期診断、早期治療」で薬を飲まされているから、病的なぼけが蔓延しているのではないかと思います。薬物療法に追い立てる側は、その後そこから出てきた人たちの生活障害とか生きづらさには一切つき合わないですからね。

東田　生活障害、出ますか?

村瀬　お年寄りですからね。医療では生活の支援が受けられず、うちみたいなところへ来る訳ですけれど、もう薬漬けになって来ます。薬でいちばん人間としてのリズムを阻害されてしまうのが排泄です。それと睡眠。人間が暮らしていく上で元々持っているリズムが壊れてしまう。薬によってコントロールしているつもりなんでしょうが、できていません。20年前はそれでも、ごくわずかなお年寄りだけでした。中心は下剤や睡眠薬です。今では入院しなければ出なかったような向精神薬が、通院で出されています。何か共通ルールのようなものが変わったのでしょうか。

東田　認知症に関係する医学会がいくつかあって、ガイドラインを出しているのですが、どこもBPSD（行動心理症状）には向精神薬を推奨しています。医学会が言えば厚生労働省も文句を言いませんし、まるで製薬会社にお墨付きを与えているようなものです。末端の医者が情報を得るのは、製薬会社のヒモ付きの教授が「この薬をもっと使え」と洗脳するセミナーか、製薬会社のMR（医薬情報担当者）しかルートがありませんから。

薬を使わない「よりあい」のケア

東田　私は常々、お年寄りに薬を使うのは問題が多いなと思ってきました。「よりあい」では基本的に薬は使わないと聞いています。

村瀬　そうですね。できれば、使わない。ただ、なかなか難しいのは、やはり家族なんですよ。

東田　その場合、慢性疾患の薬と認知症の薬は分けて考えてもいいですか。慢性疾患の薬は使うけれど、認知症の薬はいらないと。

村瀬　いや、それは同じですね。

東田　同じ。つまり、薬は全部使わない。

村瀬　できれば、薬は基本的に減らしていくという方針です。それは、80歳を超えて、90歳になれば、なおさらです。

東田　たとえば、新しい利用者さんと出会ったとしますね。70歳ぐらいの利用者さんとその家族。で、利用開始するときに、普通デイサービスでしたら薬を持ってこられて、職員が服薬管理をしますね。そういうときはどうなるわけですか。

村瀬　これは、あまり言えない話だと思うんですけど、昔は飲む努力をあまりしませんでした。

東田　飲ませない、なるほど。建て前は、本人が飲まないということですね。

村瀬　もちろんです。それを、家族にも知らせないときがありました。どうしてかと言うと、一発勝負の賭けみたいなものですから、最初から説明したら利用してくれない訳ですよ。ましてやこちらから、お医者さんの出した処方箋にケチをつけられないじゃないですか。「医者でもないのにお前、何をやっているんだ」って話ですよ。医者が出した薬を「いらない」って言うのは、介護職からは言えない。昔の話ですけれど。

東田　昔って、何年ぐらい前ですか。

村瀬　10年以上前の話です。「これ本当にいるんやろか」ってみんなで話し合って。で、「これ、いらんやろ」となる訳です。実感と経験値でしかないですね、こちらの。

東田　本来は、家族にそう言ってお返しするところだと思いますが。

村瀬　薬の効能を信じ、期待している家族に薬の中断の提案は難しい面があります。でも、薬の副作用がお年寄りの生活を阻害していることはよくあります。そんなときは、お年寄りが服薬をイヤがることを理由に飲んでもらいませんでした。

東田　「どうしても、飲んでもらえませんでした」ということですね。

村瀬　そうですね、飲んでもらえない。なので、無理はしませんでしたということです。それでも影響はないということを確かめて。最初は言えませんが、その後家族がこちらを信頼したときに、初めて言えるんです。

断薬は慎重に観察しながら

東田　つまり、断薬を含めていいケアをした結果、ご本人が心身ともに安定した状態になってから、薬のことを持ち出すんですね。

村瀬　「薬はいらないんじゃないですかね」と言います。そこで家族の同意が取れたら、あとは家族がお医者さんに「いらない」と言う流れですね。同じ内容でも、介護職がいきなりお医者さんに言うと、越権行為的な感じがするんで。

東田　お年寄りが飲んでいる薬はすごく種類が多い訳ですが、飲み合わせというものはどうなっているんでしょうか。

村瀬　あるお医者さんから「1つの薬に3つぐらい副作用があって、それを抑えるために薬が3つ増えるんだ」と聞いたことがあります。「だから、本当にやっつけたい1つの疾患に、薬が4つになる」って話ですよね。胃が荒れるから胃薬が出る。たとえば、この精神系に作用する薬は便が硬くなるから、今度は便秘薬が出る、といった現象が重なっていきます。

東田　よくお年寄りが飲んでいる血圧の薬、コレステロールの薬、糖尿病の薬などの中には、いきなりやめるとまずいじゃないかっていう薬も含まれるじゃないですか。それはどう考えますか。

村瀬　それはもちろん、慎重に取り組みます。以前、2つの降圧剤を飲んで、いつもよだれを垂らしているおじいちゃんがいたんですね。その薬をやめたら、しゃきっとしました。そういう事例もありますから。ただ、降圧剤の場合は、やはり慎重に取り組みます。

東田　降圧剤は、慎重に。

村瀬　はい。でも、「90歳超えたらいるんじゃろうか」という思いはあります。

東田　90歳を超えたら、もういらないと。

村瀬　個別なことなので一般論では言えません。20年来支援してきた人であれば、「85歳でも、ほとんど動けなくなってじっとしてる人に降圧剤、いるんじゃろうか」というのは、感覚としては持っていますよね。その疑いがあるから、一つひとつ、丁寧に見るっていうか。「この人はいるかな、この人はいらんのじゃないか」と。

東田　出されている薬の種類と、それから、ご本人の状態をよく観察しながら減薬しているということですね。

同じ考えで協力してくれる医者がいる

村瀬　そうです。今はちゃんと相談できる先生がいますから。一つひとつちゃんと相談して、「これ、いる?」「いらないような、いるような」なんて。そういう形で先生とやり取りしながら、基本的に減らしていきたいという方針で取り組んでいます。

東田　ここは特養ですけれど、特養はお医者さんが必要ですよね。

村瀬　嘱託医が必要です。

東田　そのお医者さんは、信用できる先生なんですね。

村瀬　こちらが選んで契約しましたから。

東田　「お年寄りには、あまり薬はいらない」という考えのお医者さんですか。

村瀬　こちらの考えをしっかり理解してくれるし、同じような感覚を持っている。「宅老所よりあい」でも「第2宅老所よりあい」でもそれぞれの「よりあい」で、看取りを一緒にしてきた先生がいます。基本的に通所中心のところって、家族みんな主治医を持っていますよね。別にこちらが「この先生にお願いします」と言わなくても、いるんですよ在宅だから。

東田　かかりつけ医ですね。

村瀬　そうです。だけど、ある時期が過ぎるとそのうちに往診の必要性が出てくるんです。もう動けないとか、家族が連れて行くのが大変だとか。あと、看取りが近づいたとか、ぼけが深まったとか。それで「先生に自宅まで来てもらって、日常の管理をしてもらった方がいいよね」っていうことになったときに、こちらからすすめる先生がいるんです。「この先生がいいと思いますよ」と言って。

東田 何人かいらっしゃるんですか。

村瀬 はい、そうです。

東田 場所も、「宅老所よりあい」と「第2宅老所よりあい」じゃ、だいぶ遠いですよね。

村瀬 それぞれの「よりあい」にいるんです。町医者で、今まで一緒に何年もの間、看取りをやってきた先生が。「第3宅老所よりあい」は、基本的に泊まりの人がいないので、これまで「宅老所よりあい」と「第2宅老所よりあい」で看取ってきました。

東田 今回、特養をつくったときには、そのお一人が嘱託医になられたと。

村瀬 そうです。在宅ホスピスでは有名な先生です。

東田 在宅ホスピスをなさっている先生ですか。それは心強いですね。

村瀬 はい。

家族の思いにどう寄り添うか

東田　認知症の薬の話に戻りますが、認知症はもともと脳の病気ではないという話が前提になっているわけですから、薬はいらないという話なんですけど。当然のことながら、認知症を薬でどうこうしようとは考えない方がいいというのが、村瀬さんの考えでよろしいですか。

村瀬　そうですね。やはり、薬を最初から安易に使わないというのが、基本ですよね。ただ、家族が薬に希望を持っているんですよ。特に、若年期と言われるような人。今70歳代でも若年期って言われちゃうんで。70歳代で認知症の症状が出てちょっと暴力行為があるとか……。そういう場合は、家族が何とか薬によって昔の状態に戻ってほしいという、すごく切なる願いがあるんです。明らかにその薬によって副作用が出ているのであれば、「かえって悪いですよ」と言えるんですけど。効いているのか効いていないのかわからないような状況の中で、暴力だけが継続していて「これをやめればよくなるのか、もっとひどくなるのか」ということもわからない。そういう形で薬に希望を持っている家族というのは、なかなか……。

東田　やめましょうとは言えない訳ですね。

村瀬　少しずついろんな話はしても、家族そのものがやめられないんですね。そういう人は、やはり複数います。そこには医療に対するすごく絶大な信頼があるし。信頼というよりもむしろ信仰と言うか、希望になっています。「何とか治してあげたい」という希望ですね。

東田　認知症の場合は、中核症状の治療薬であるアリセプトや何種類かの薬がありまして、それには増量規定があるとさっき言いました。あと、周辺症状に対して向精神薬が使われます。この問題はどういうふうに考えますか。

村瀬　僕らは使いたくないです。それに現状、向精神薬まで飲んでる人はいないので。

東田　そうですか。飲んでいる人はいませんか。

村瀬　いないです。

東田　非常に暴力的で、暴れてしようがないから、ちょっと薬でおとなしくさせようなんてことはないですか。

村瀬　一人いましたが、その人は今すごく穏やかです。でも一時期、1~2年間は、職員が辞めたくなるぐらい暴力がひどかったんです。向精神薬を使わないと在宅すら成り立たないからと、家族と先生の話し合いで処方されたときに、僕らもそれを受け入れたことがあります。ただ、それがいつまでも継続されることは望まないので、やめる機会を探します。結局、その人は1年で、スッと収まりました。その間僕らは、そういう問題が出ないような関わりを見つけます。その人の場合は、お風呂でした。それまでは本当にお風呂に対する抵抗感が強くて、全然入らなかったんです。強引にするとまた荒れるから、結局体を拭くのが精一杯でした。

向精神薬をやめることができたケース

東田　男の人ですか。

村瀬　女性です。1年間、お風呂に入れなかったんですよ。体格がすごくいい方で、暴力が男性なみのパワーなんです。骨が折れるぐらいですね。指一本ぐらい、簡単に。強引にお風呂に入れるのはよくないというので、押したり引いたりしながらすすめてみたんです。あるとき、職員が決断しました。「よりあい」ではなく、家で家族と一緒に羽交い締めにしてでもお風呂に入れようと。不潔だからというよりも、本人もつらい訳ですよ。不快だからその不快感を取るために、イヤがってもいいから家族と一緒に強引にお風呂に入れたんです。その人は、強引にお風呂に入れることを続けていくうちに、穏やかになってきました。だんだん、主体的に自分でも入るようになっていきました。

東田　それは「宅老所よりあい」の利用者さんですか。

村瀬「第2宅老所よりあい」の泊まりの利用者さんでした。もう今は、泊まりはしてないんです。ご主人を中心に家族が頑張っているので、今は泊まりなしの利用です。

東田　デイサービスの利用者ですね。なるほど。

村瀬　はい。2年目に入りましたけど、今は嘘みたいに穏やかになりました。

東田　2年目に入ったと。それは、関わり方、ケアのやり方で向精神薬が取れていった例と言えますか。

村瀬　そうですね。人間関係とか、丁寧に付き合いましたから。1年間は、強引なことはしなかったし。お風呂に入るという単発の行為自体は強引でしたけど。それも月が増すごとに、強引にしなくても入れるようになりました。僕らはデイサービスですが、自宅で入浴ケアをすることによって、家族と職員の絆がすごく深まったんです。娘さんが非常に孤立していたのも、そこで解かれていきましたし。ご本人は、70代後半かな。それまでは他のデイサービスに行っていて、他の専門職が全員精神科入院をすすめていた人です。それで、「よりあいだったら対応できるんじゃないか」って、ケアマネが紹介してきました。それで、対応した訳です。結果として、その人は精神科病院には入らずに済みました。

東田　入らないでよかったですね。

村瀬　ただ1年間、職員は泣いていましたね。暴力がひどかったですから。みんな青あざがあったし。僕も手の指が二本、折れたかと思いました。

お年寄りの薬はスパッとやめてもいいものか

東田　「宅老所よりあい」も「第2宅老所よりあい」も、利用者さんがもう長いですよね。

村瀬　そうですね。

東田　それで薬の問題ですけれど、なるべく減薬するように働きかけている。ご家族に理解してもらって薬をやめていく。そうすると、結果的に穏やかな利用者さんが多くなってくるという、すごくいい循環ができていると思うんですが、いかがですか。

村瀬　ええ。

東田　新しい利用者さんって、みんな、薬を飲んでいるでしょう。

村瀬　みんな、薬を飲んでいますよね。

東田　それが、薬をやめていく段階で穏やかになっていくんじゃないですか。世の中には薬をやめる場合の定説があって、向精神薬やパーキンソン病の薬はスパッとやめてはいけないと言います。悪性症候群といって、悪くすると死に至る禁断症状が出るからと。それで怖くてやめられない介護現場が多い訳ですが、三好春樹さんは講演でスパッとやめてもいいとおっしゃいます。

「薬をやめるのは怖いから、少しずつと言いますが、そんなことはありません。ありがたいことにお年寄りというのは体内に薬の成分が蓄積されていますから、徐々に薬が切れてくる。だから、スパッとやめて丁度いいんです。高血圧などの治療薬は、いきなりやめちゃいけませんよ。そうじゃなくて、向精神薬やアリセプトなどの抗認知症薬は、いきなりやめても構いません。問題が出たって、徘徊するとかお椀を投げると

か引っ掻くとかですから、介護職が引き受ければ十分です」（三好春樹氏の講演会より）
村瀬さんは、向精神薬をスパッとやめてもいいと思いますか。

村瀬　やめてもいいと思います。

医者がよくわかっていない時代だと思う

村瀬　薬のことで言えば、大変だったケースがあります。有料老人ホームに入っていた人ですが、その階下のクリニックの医者が主治医だったんです。有料老人ホームを運営していたのも、そのクリニックです。で、そこに入居したおばあちゃんが、お酒を飲むのが好きでビールを飲むのが日課だったんです。ところが、「ビールを飲んじゃダメ」みたいな制約が入ったことから、いろいろな問題が出てきて。それから本人がちょっと神経質に痛みを訴えるようになり、どんどん薬が増えて17種類の病名が付くようになりました。

東田　病名が17も。

村瀬　はい。もう90歳代の人ですよ。病名の中には、統合失調症まであったんです。

東田　うわあ。

村瀬　で、17の病名がついて、23種類ぐらい薬が出ていたんですね。それでもうげっそりして、「このままだったら死ぬ」という状態で家族から相談がありました。そこで、「ちょっとよりあいに来ませんか」って連れて来て、薬をやめたら元気になったんです。

東田　「宅老所よりあい」の利用者になったのですね。

村瀬　はいそうです。で、今こっちに入居しておられますけど。

東田　今「特養ホームよりあいの森」に入居していらっしゃるんですか。

村瀬　もう、元気です。

東田　薬を飲んで死にそうになるくらい弱って、薬をやめたら元気になる。何だか皮肉な話ですね。

村瀬　で、家族は「あんとき、間違いなく死ぬと思ったのに」と言っています。ここまでくると、ほとんど合法的な殺人に近いです。

東田　金儲けのための道具になっているのでしょうか。

村瀬　昔はね、まだ金儲けっていうイメージがあったんですけど。今は信じているんじゃないですか、医者も。

東田　医者も信じている。

村瀬　そういう気がします。昔はまだ、薬をたくさん処方して、たくさん報酬をもらおうっていう感じがありました。

東田　昔の、日本の高齢者医療費が無料だった時代、全額国費だから検査漬け、薬漬けが横行しましたね。あの頃はお金儲けでやっていたのが明白ですが。

村瀬　今はちゃんと本人の要求に応えながら、治そうと思って出しているんじゃないかと思うんですよね。

東田　でも、それだけ多くの薬を出すのって異常じゃありませんか。

村瀬　金儲けではなく、病気の克服や全快のために医療の力を迷いなく信じている医者がいるのだと思います。入院先で、「もう家で死にたいから連れて帰りたい」と言うときの医者の反応も同じです。「今帰ったらこんな問題が起こりますよ、すぐに死んでしまいますよ」とか、必死になって止めたりする医者の姿を見ると……。

東田　退院させようとすると、医者が抵抗するんですね。

村瀬　そうです。だから、胃ろうをしないで家に、たとえばどちらかの「よりあい」に連れて帰ろうとすると、「自殺行為だ！」とか言って、一生懸命に止めます。

東田　「殺す気か」と。

村瀬　でも、その人が胃ろうをしないで3年も生きていたりする訳です。医者はただ無知なだけ。金儲けのためではなく、本気で死ぬと思っているんだと思います。

東田　なるほど。医療や薬の罠にはまらないようにするには、医者が無知だとするとなおさら、介護職には十分な知識がいりますね。

第5章

介護を知らない介護現場が認知症をつくっている

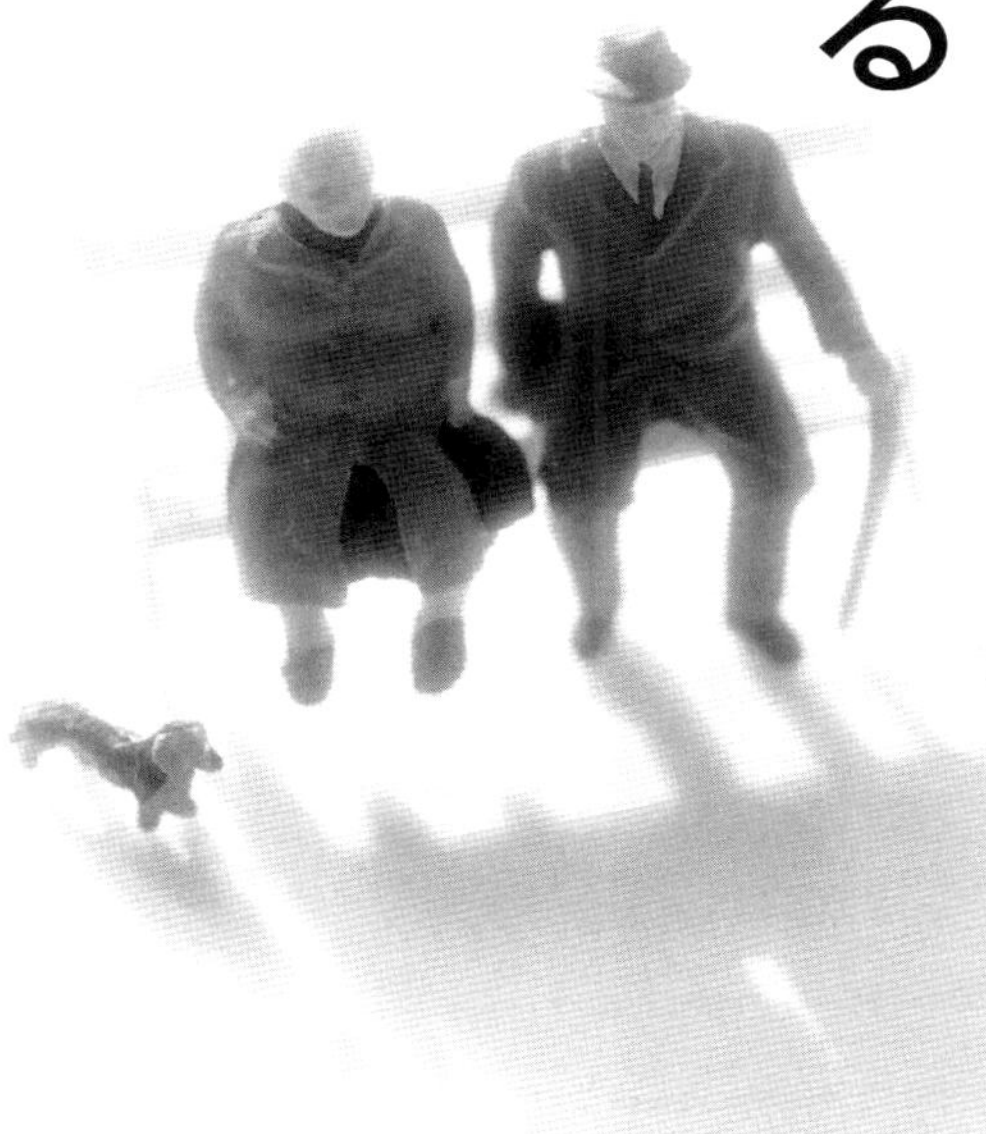

「よりあい」の新人への洗礼

知り合いの編集者が「第2宅老所よりあい」の見学に行くと言いました。「用事は何ですか?」と私(東田)が訊くと、「よりあいのケアが見たくて」。(ああ、悲劇が生まれる)と私は思いました。案の定、帰ってきた彼は「村瀬さんから、そこに座っていてくださいと言われ、お年寄りの間に座らされて半日じっとしていました。まるで放置プレイでした」と報告してくれました。

この章では、食事、排泄、入浴の三大介護がしっかりしていない介護現場がお年寄りの認知症を深めている、という話をしたいのですが、少しハイレベルな話から入ります。ただ、お年寄りのそばにいて、何もするなという話です。ブリコラージュ刊『あきらめる勇気』(村瀬孝生著)から引用させてもらいます。

はじめて「よりあい」で働くこととなった職員の課題は「介護者にならぬこと」だ。それは経験豊富な玄人であれ、何もわからない素人であれ同じ立場となる。

玄人は専門的知識や業務からお年寄りを見る。素人は倫理や道徳からお年寄りを見る。その観念を一度、リセットする時間をつくる。

「何もしなくていいから、いっしょに楽しんで」と言われて勤務時間を過ごすこととなるのだが、これはかなり苦痛である。「何もしないで」「何もしない」ことがこんなにもつらいこととは思わなかったと、すでにベテランになった職員たちも当時を振り返る。ある職員は何もしないでお金をもらうことがつらいと言う。ある職員は自分が役に立たないのかと存在意義を問い始める。ある職員は一時的に介護観を見失い、何をどうしてよいものか身動きがとれなくなる。なかには何の悩みも抱えず、しっかり楽しんで過ごすことのできる職員もいる。

現場7年を迎える吉満。彼女は何もするなと言われて困惑する日々を過ごす。その陰鬱とした顔を見たおばあちゃんが僕に相談する。「最近、ここに来るごとになったお姉ちゃんがおろうが。あの人を見ると気の毒になる。まだ若かとにこげなところに来ないかんげなねぇ〜。あん人はノイローゼやろ。何ち、声をかけてやればよかか、教えてやらんね」

おばあちゃんは吉満を職員とは思っていない。さらに、彼女が早く自分たちの集団に馴染めるようにと気を配っていた。この話を吉満にすると、「あのとき、私がそんなふうにお年寄りから見られているとは思いませんでした」と言う。

介護しないでただお年寄りといっしょに過ごす。新人職員だけが味わうことのできる貴重な時間。その貴重さは3～4年しないと見えてこない。

「落ち着いてもらう症候群」に陥っていないか

東田　村瀬さんの口からは言いにくいことかもしれませんが、介護を知らない介護現場が認知症をつくっているという側面もあると思います。加齢に伴って記憶力や見当識が弱くなっていくのは仕方がないとして、興奮する、暴れるといった周辺症状がいっぱい出るのは、関わりの悪さがそうさせている可能性がありますよね。

村瀬　そうですね、それは人間として怒っている訳です。別に病気じゃなくて、ぼけでさえなくて、一人の人間として怒っていることが多いです。

東田　介護に対する不満が、怒りとして出ていると考えていいですか。

村瀬　介護に対してだけじゃなく、お年寄りは何に対しても怒りますよ。老いた自分すら怒っている人もいます。それが暴力になる人と、内面が崩れて自己崩壊へ向かう人がいます。それがぼけや認知症に見えるように思います。

東田　出方が分かれるのであれば、原因を探して対応するのが大変ですね。

村瀬　対応するなって話なんですけど、一つの例をお話しします。あるおばあちゃんがグループホームに入居していたんです。でも、そのグループホームに馴染めなかった。猫が好きだったので、家族が飼っていた猫の写真を持って来ました。その写真を見ると思い出させてかわいそうだ、かえって不安になられるからって、施設がぬいぐるみの猫をあてがって横に置いたんです。それよりも、本当に自分がかわいがっていた写真の猫の方がよっぽどいい訳ですよね。

そういう対応をしているうちに、おばあちゃんが涙を流すようになってきた。そもそも自宅で暮らしていた人が、住み慣れた家を離れて、ある事情から息子の自宅に近いグループホームに入居したっていうだけでショックを受けている訳じゃないですか。しかもそのグループホームに馴染めないっていう。

だから、涙が出るのは当たり前でしょう。ところが涙が出たりすると、精神不安定と言われて、薬が処方される。安定させとかなきゃいけないっていう、介護職の病気みたいなものですね。いつも「落ち着いている、落ち着いていない、落ち着いている」っていう申し送りですから。何か、「落ち着いてもらう症候群」に、職員がなっているような気がします。お年寄りを見る度に、「落ち着いているだろうか」みたいな。でも、落ち着きようもない時期ってある訳ですよ。悲しくてしようがない時期もある。悲しくてしようがないときは泣くだろうし、落ち着かないときは落ち着かないだけです。その時期を、周囲が許さないからこじれてきます。

東田　介護職が、泣くことさえも許さない。

村瀬　けれどそれは、「いいケアを行うことで落ち着いてもらいたいとまじめに取り組んでいる」と言った方がいいかもしれません。だから、その人の本当の訴えを聞いていないのだと思うんです。「私は悲しいの」「私は泣きたいの」と思っても、そっとしておいてもらえない。それは周りから見ると「落ち着いていない」っていうことになるんで。早く落ち着いてもらわなきゃいけないから、多分薬が出ます。

東田　精神安定剤とか。

村瀬　安定剤とかが出たんでしょうね。それにまた抗《あらが》って、おばあちゃんがグループホームの窓から外に出ようとすると、それがたまたま3階だったりしたんで、今度は自殺行為だってことになって。息子さんは、誓約書を書かされた。「もし何があっても訴えない」って。僕らは、息子さんからそのおばあちゃんの相談を受けたときに、「それは、ちょっとまずいな」と感じました。「そのままいくと、本当にお母さんは悪くなるな。おかしくなるな」っていう思いがあったので「よりあい」に来てもらったんですけど。

東田　「第2宅老所よりあい」に来てもらったんですか。

村瀬　いえ、「第3宅老所よりあい」です。本当は第3は泊まりをやってなかったんですが、その人が急を要したので一時的に預かりました。息子さんは事情があって同居は難しかったので、家に帰れるかどうかわからないけれど、「第3宅老所よりあい」で生活が安定するまで見ようっていうことで、来てもらった人です。

薬で悩みを消そうとするのは間違った対応

東田　来てもらって、どうでしたか。

村瀬　「もうオムツに排便している状態です」と聞いていたんですよ。でも、3日でオムツが外れました。自分でトイレに行けるようになって。

東田　何か、コツのようなものがあるんですか。オムツを外す。

村瀬　いや、もともとできていた人なんですよ。もともとできていた人なのに、それをできなくなるような阻害因子に介護がなっていたんでしょうね。それと、1回2回の失敗を大騒ぎしないことですね。

東田　なるほど。介護の世界では「排泄最優先の法則」というのがあって、まじめに介護をしている現場であれば、お年寄りの様子を察してトイレへの誘導を最優先します。「よりあい」の場合は、トイレで排泄してもらうこともさることながら、人前で失敗しないように気を配っている感じですね。

村瀬　自分たちを顧《かえり》みても、うまくいかないのはお年寄りそのものを信用してないからということが多いですね。

東田　やはり、お年寄りだってプライドがある訳だから、失敗して大騒ぎされるとイヤでしょうね。

村瀬　ええ。それに本来、できない時期や悲しい時期があって然るべきだと思います。ところが、悲しいときに悲しめる。落ち着かないときに落ち着かないでいられるっていう時間があまりになさすぎるのです。あると全部、薬でなかったことにされちゃいますから。

東田 なかったことにしてしまう！

村瀬 薬の化学変化によってなかったことにされてしまう。そのことに対する、抗《あらが》いみたいなものを感じますね。

東田 感情を消していくような作用をしますね、薬は。

村瀬 そうです。

「呼び寄せ介護」になってしまう地域の事情

東田 「呼び寄せ介護」が多いという話を、村瀬さんから聞いたことがあるような気がしますが。

村瀬 「第2宅老所よりあい」の場合は、そうでしたね。結局、元をたどれば旧産炭地のおばあちゃんだったり、長崎の離島の人だったり。壱岐の人とか、五島の人とか。過疎化して都市部に呼び寄せられたお年寄りです。

東田　旧産炭地と言うと、北九州とか筑豊とか。

村瀬　あと、大牟田ですね。

東田　昔、炭坑で栄えて今は寂れた町っていうのは、本当に多いですね。「第2宅老所よりあい」は、都会へ出たお子さんたちが住宅地として住みながら、お父さんお母さんを呼び寄せたのですね。

村瀬　はい。

東田　すると、ぼけますか。

村瀬　ぼけますが、脳が器質的に変化した訳ではありません。やはり、環境の急激な変化が原因になっているんだろうと思います。それは普通に年をとって、80歳90歳過ぎて呼び寄せられたからです。もう、散歩したら家に帰って来られないですよ。

東田　あそこは、立派な住宅地ですもんね。

村瀬　それで、昼は家で一人ぼっちでしょう。言ってみたら、全然知らないところで独居しているようなものです。家族とは、生活リズムが全然違って。家族も、いきなり同居が始まって混乱しますよね。だからそういう条件が重なって、たくさん相談が来たんだと思うんですね。「ちょっと、ぼけが進んでいる」とか、「認知症になりました」とか。それまでは、ほとんど普通に老いてきたという状況だったと思います。時間と空間の見当が怪しくなって、短期記憶をほぼ失いますよね。そうなってしまったから、呼び寄せている訳です。家族が心配して。

まあ、その短期記憶のない人が、いきなり新しい生活を全て覚えなきゃいけない状況に置かれる訳ですからね。住み慣れた家だから行けていたトイレも、一回一回、家族にトイレ誘導されなきゃ行けないって話です。で、家族はその都度「えーっ、もっとぼけた」みたいになるし。友達はいないし、訪ねてくる人もいない。急激な環境の変化に加えて人との関係を失うし、自分の勝手知ったる家じゃないから主体的な意見も持てない訳ですよ。それはやはり、十分にぼける要因になると思います。悪いぼけを導き出す要因ですね。悪いぼけというのは、家族が苦労するぼけです。そして、本人もストレスが高い。

その人にとっての居場所になれるか

東田　こういう呼び寄せ介護のお年寄りは、普通の介護現場で預かったとしても、ほとんどうまくいかないんじゃないですか。

村瀬　どうですかね。ただ自分の居場所のある、よりどころになる集団を見つけることができるかどうかでしょうね。デイサービスに行けば、「よりあい」じゃなくても安定する人はいると思います。どこのデイサービスに行っても、それが習慣化してリズムをつくれるようになれば。

東田　なるほど。「よりあい」っていう名前なんですけども、これは非常によく作用していると思うのですが。

村瀬　最初、「よりあい」という名前を付けたのは、「お寺のよりあい」って言うとみんなが来てくれるっていう知恵ですね。デイサービスって言っても来てくれないけど、「お寺でよりあいがある」って言えば来る。明治、大正初期の人が多かった時代の言い方だから、「よりあい」っていう名前を付けた。最初から、「よりあい」という名前にしたかったんじゃなくて、「お寺のよりあいです」と言うために。

東田　間違えてもらおうと(笑)。村瀬さんは、「呼び寄せ介護になったお年寄りは、よそのデイサービスセンターでもよかったんじゃないか」っておっしゃいました。でも、一般的なデイサービスセンターというのは、いわゆるバリアフリーになっていて、要するに介護施設ですよね。だからぼけ防止には、ならないかもしれない。ところが、宅老所と呼ばれる、古い民家を使って段差もあるような場所で、暮らしの中に寄り合うという形をとると、やはり違うんじゃないですか。

村瀬 まあ、それは多少条件がよくなるぐらいのもので。僕は基本的に、人ってよりどころになる、帰属できる集団があることが大事だと思うんです。

東田 帰属できる集団。

村瀬 「自分はここのメンバーだ」と思える仲間たちとの場所ですね。それは、ぼけた人たちも全く同じですもん。

ここまで出てきた「よりあい」のケアは、お年寄りがイヤがることをしない、トイレの失敗などでお年寄りに恥をかかせない、といったものでした。そのほかの介護のポイントを、「よりあい」のホームページ、「理念と呼べるものがあるとすれば」から引用します。

「食べ物はおいしく食べたい。病院食のような管理された食べ物ではなく、普通の家庭料理を普通に食べたい。それもひとりぼっちで食べるのではなく、みんなで一緒にわいわい食べたい。

おむつに垂れ流しは嫌だ。おしっこ、うんこはトイレですっきり自分でしたい。たのみもしないリハビリなんかしたくない。誰かが作った勝手な時間割で、自分の生活リズムを乱されたくない。

それより昼寝を楽しみたい。お茶菓子に手を伸ばし、ほおばっていたい。昔話にも花をさかせたいし、天気のいい日はふらりと外に出て、流れる季節を感じたい。

そして。できることなら。

住み慣れた街で最後まで自分らしく暮らしたい。見知らぬ場所で寂しく死ぬより、顔見知りの人々がたくさんいる落ち着ける場所で、穏やかに寿命を迎えたい。

もし〝宅老所よりあい〟に理念と呼べるものがあるとすれば、そんな当たり前の願いや生活を〝できるだけ支援する〟ということだけです。

高齢者をたらい回しにしない。隔離しない。縛らない。薬漬けにしない。老いの時間とリズムに付き合い、孤立しやすいぼけを抱えたお年寄りと、その家族に付き合う。
そんな支援に努めています。」

これに一つだけ私（東田）が付け加えるならば、「よりあい」には私たちが想像しているような介護施設風の入浴ケアがありません。お風呂は一般的な家庭浴槽ですが、相性のいい職員が裸になって一緒に入ることが多いようです。そこで展開されるのは、お孫さんがおばあちゃんの背中を流すようなくつろぎの時間であって、介護のマニュアル本に書いてあるような入浴介助とは異なります（私は、実際に「よりあい」の入浴風景を見たことはありませんが）。

ぼけがあっても仲間をかばえる

東田　介護を知らない介護現場が増えているような気がします。食事、排泄、入浴の三大介護がきちんとできていない介護現場が、利用者を認知症に追いやっているのではないかと思えるのです。村瀬さんが大切だとおっしゃる「よりどころとなる集団」

とはどういうものなのか、説明していただけませんか。

村瀬　利用者の中に、48歳で発症した若年アルツハイマー病の方がいらっしゃいました。その人は、年齢が60歳を過ぎたあたりから生活行為のすべてに補助が必要になりました。宅老所ではお年寄りが大きな輪になって座ります。この人はいつも同じところに座ります。そこの対角線に、98歳のおばあちゃんがいたんです。このおばあちゃんも、ぼけが深まっていました。大分出身だったんですが、やはり娘から呼び寄せられて、ぼけが深まることで安定しているというか。「さみしいでしょう。大分に帰りたい時はないですか」と、こちらが訊いたりすると、「ここが大分やけん」なんて言って勘違いをしているけれど、今の状況をまるっと受け入れているおばあちゃんです。輪の中で、二人はいつも対角線上に座っているから、隣に座ったことはないし交流もありません。

おばあちゃんは、いつも目をつむってばかりいる。アルツハイマーの女性は、仰向けに寝ると足で宙を蹴るような行動をとるのです。ある日、大学の先生が見学にみえたときに、アルツハイマーの女性は宙を蹴っていた足を先生の方へ向けちゃったんです。先生を蹴るような状況になった。そうしたら、このおばあちゃんがパッと目を開

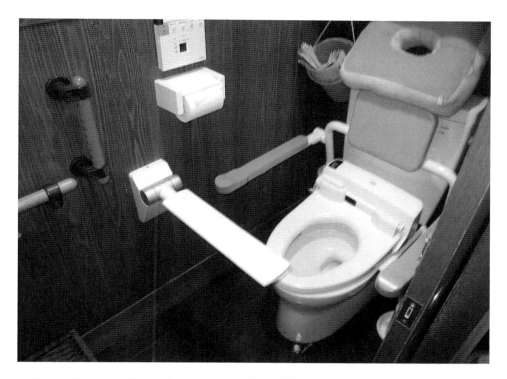

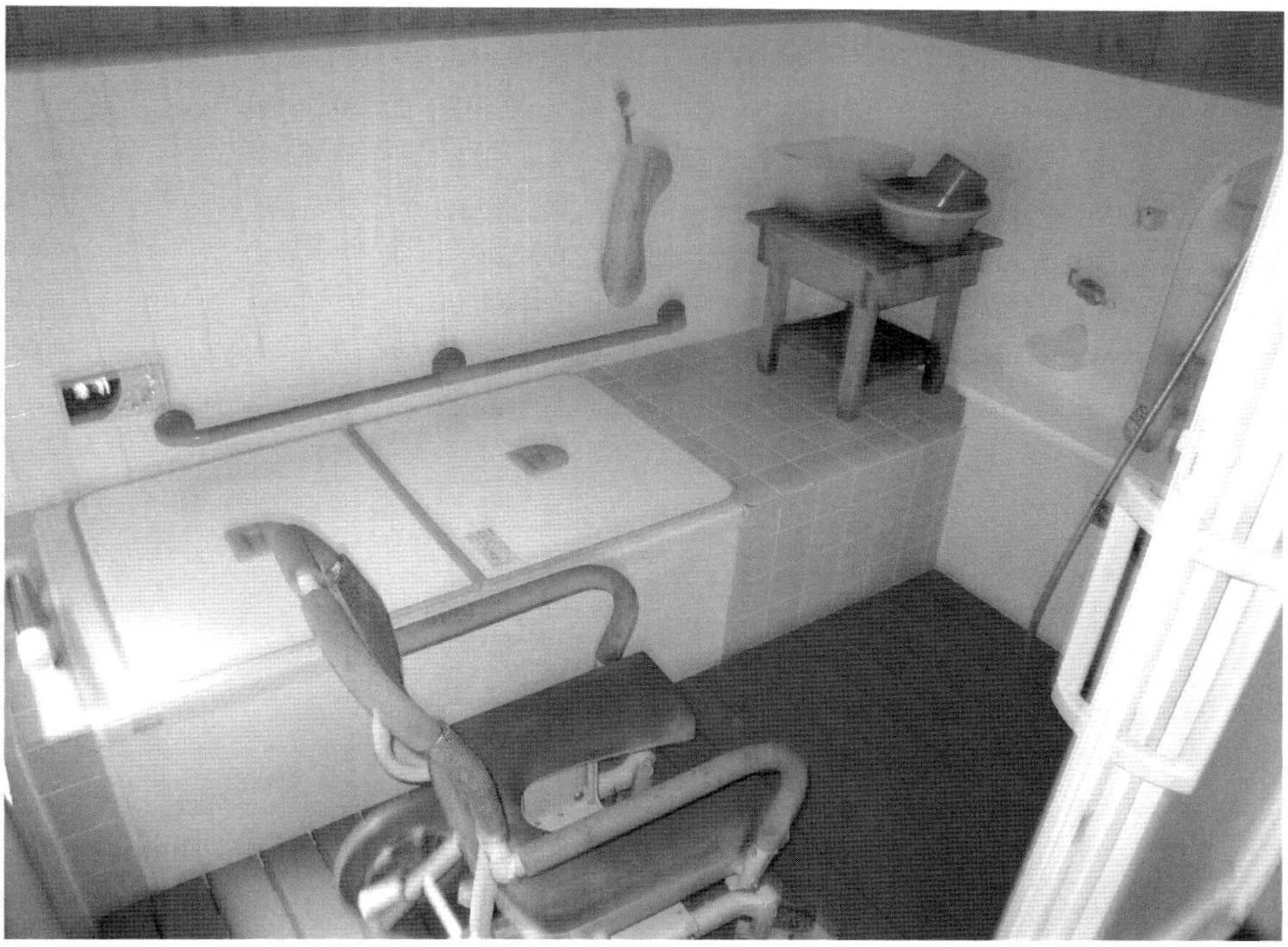

「第２宅老所よりあい」のトイレ（写真上）と浴室（写真下）

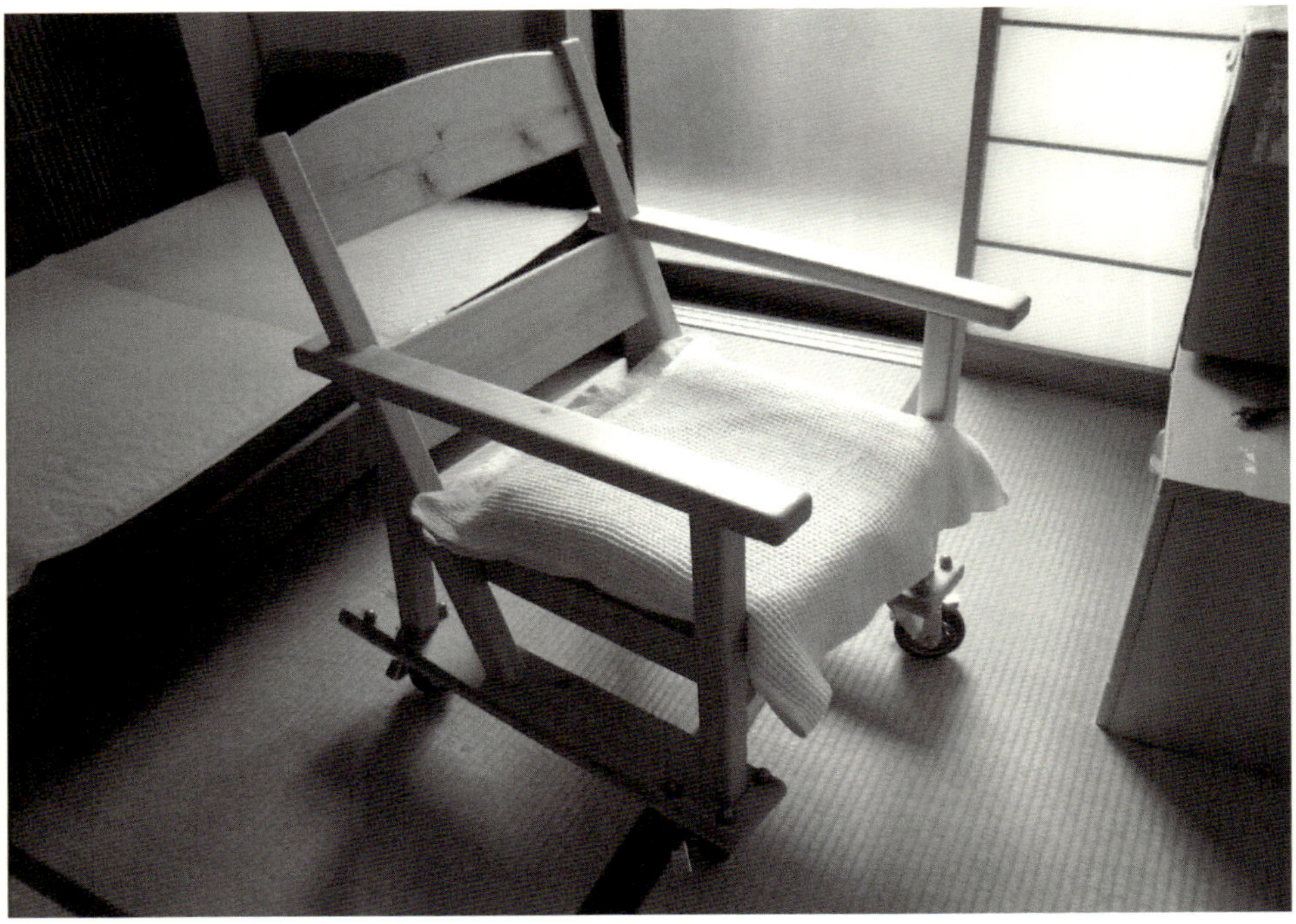
家の中で歩けないお年寄りが利用する車輪付きの椅子（第２宅老所よりあい）

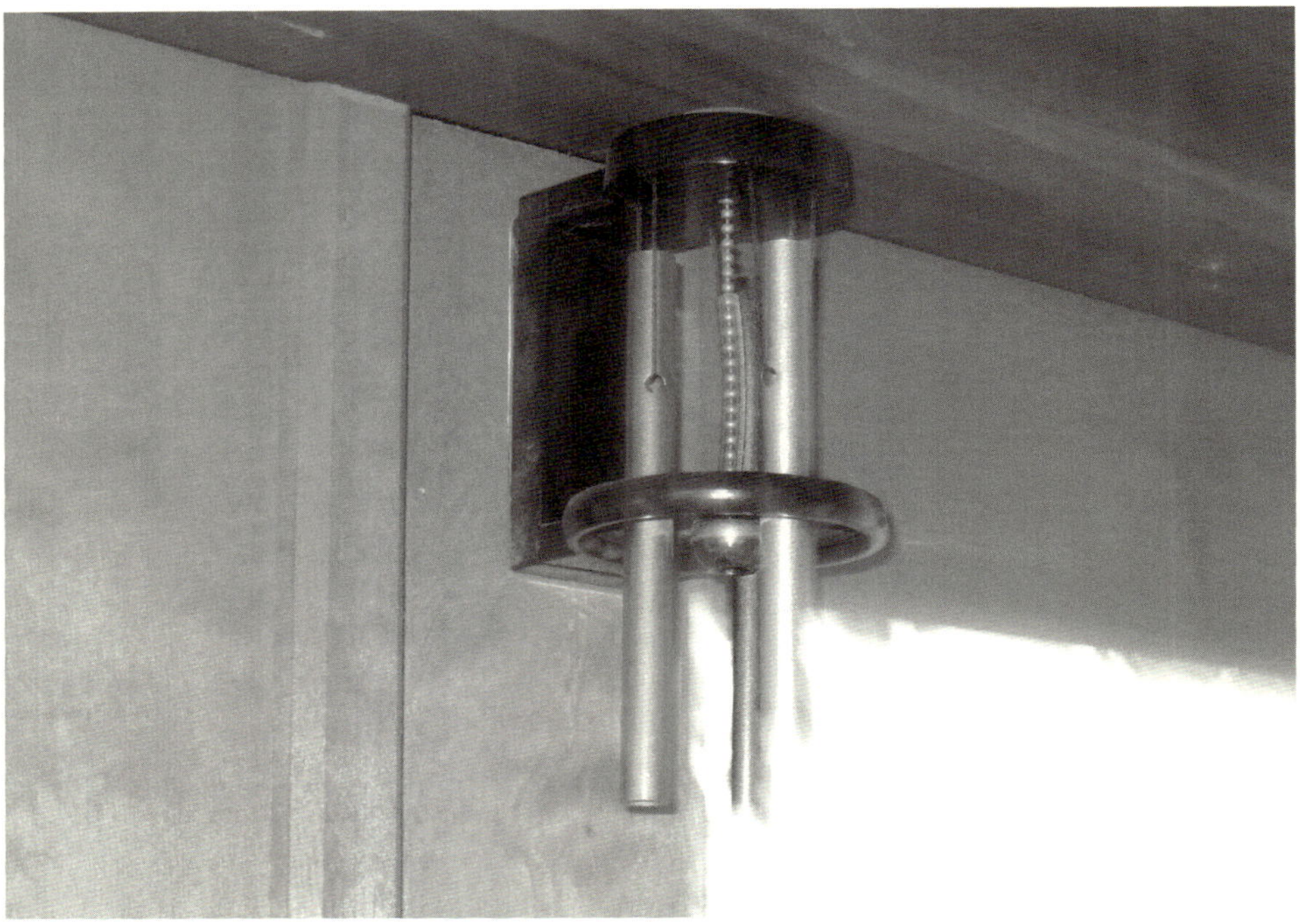
鍵をかけていない玄関は、出入りがあると音が鳴る（第２宅老所よりあい）

けて、「ごめんなさいねえ」って言ったんですよ。60歳代の人に代わって謝ったんです。

2人は言葉を交わしあうことはありませんでした。そんな交流はできませんでした。誰も2人が話しているのを見たことがない。だけど、おばあちゃんは自分の仲間として見ていたんですね。それで、思わず足で蹴っちゃった彼女に代わって謝った。おばあちゃんは「彼女は自分で謝ることのできない人」と思っていたのでしょう。

東田 そうか。98歳のおばあちゃんにそう思われたんですね。

村瀬 おばあちゃんはこの人を自分の仲間だと思っていたのでしょう。おばあちゃんは代わりに謝った時点で、孤立していない。謝ってもらった彼女も仲間として認められている訳だから、孤立していませんよね。そんな場に立ち会ったときに「ああ、一応ここはちゃんと集団として成立しているんだ」と思えるんです。ぼけている人の集まりでも、決してバラバラではないと、仲間なんだと。

東田 すごいですね。

村瀬 いつも人をつねっているおばあちゃんがいました。少しぼけの軽い人なんか、「あの人すぐつねるけん、好かん」と言って、逃げ回っていました。その集団が一緒にドライブに行って、喫茶店に入ったんです。そうしたらそのつねる人が、違う席に座っていた一般のお客さんのグループに行って、お客さんの髪の毛を引っ張ったんです。すると、いつも逃げ回って「好かん」と言っていた人が慌てて行って、つねるおばあちゃんをつかまえて、髪の毛を引っ張られた人に「すいません、この人ちょっと頭おかしいとやけん」と言って、謝って連れて帰ったりするんです。

東田　かばってくれるのですか。

村瀬　かばいました。そういうのを見たときに、やはりよりどころになる集団というのは、こういう集団だなあと思うんです。人ってそういう集団があって初めて、老いても、障害を抱えても、ぼけが深くなっても、社会の中で生きていけるんじゃないでしょうか。そういうよりどころがあれば、何とかなるんじゃないかと思います。

「いたらんこったい」の言葉を胸に

東田　なるほど。だから「よりあい」が落ち着ける場所になるんですね。

村瀬　語弊を恐れずに言えば落ち着かなくてもいいと、僕は思っているんです。「落ち着かなくてもいい。ただ、その落ち着かないあなたに、誰かが付き合えばいい」と思う。だから、職員がよく「落ち着いてもらわないと」と言ったり、落ち着かなきゃいけないような雰囲気の話になったりすると、「なんで落ち着かなきゃいけないんだ」って言います。「そもそも、若い君たちから落ちつけって言われなきゃいけないんだ」っていうふうに。

東田　私もつい無意識に書いてしまいますね。介護の本を書くときに、認知症のケアになると、いかに落ち着かせるか、みたいなことを。

村瀬　確かに介護職は、落ち着いた生活を支援することが仕事ですから。でも、それは長期的に見て、安寧のある生活があればいいと思えるのです。日々においては、「混乱したっていいじゃないか。落ち着かなくて何が悪い」みたいな開き直りがあってもいいと思うんですね。さっき言った話ですが、悲しいときに悲しめない、怒りたいときに怒れない。それを他人からいつも把握されていて、「今日の朝ちょっと落ち着いていませんでした」とか、「朝お部屋から出てこられたときに、無言で出てこられました」とか。でも「たいがいみんな無言だろう」って、「普通しゃべりながら出てくる？」と思ってしまいます。何か、こっち側の人間観が、非常に人間的じゃなくなっているんだろうなと思うんですよ。

東田　「宅老所よりあい」をつくるきっかけになったノブヲさんのおっしゃった言葉が、「いたらんこったい（余計なことだ）」でしたからね。介護職が「こうあってほしい」と思うこと自体が余計なことなんですね。

村瀬　そうだと思います。生きていると、自分でも望まない転機っていうものがやって来ますよね。ぼけを抱えることも一つの転機だと思うんです。これまでの生き方では、乗り切れません。そうなると、誰だって混乱するでしょう。ぼけていなくったって、人は転機を迎えただけで思い悩むんですから。僕らの周囲にいるぼけたお年寄りは、ぼけを抱えた人生をどう生きていけばいいかわからず混乱しているのだと思います。僕たちは、それに付き合うしかないんです。介護職はときおり、一方的に混乱をなくす努力を始めることがあります。僕らにできるのは、混乱をなくす努力じゃなくて、混乱に付き合う努力です。本人は、受け入れがたい現実と折り合おうとしているんですから。

付いて行くことで地域とつながった

東田「よりあい」が全国的に有名に（?）なったのは、徘徊に対する取り組みがテレビで放映されてからですよね。玄関に鍵をかけず、出て行くお年寄りがいたら職員が付いて歩くという。あれで地域とのつながりが出来たんじゃありませんか。

村瀬「第2宅老所よりあい」の利用者がまだ元気だった頃の話ですね。帰ることのできない家を目指して歩き出すお年寄りに職員が付いて歩く。毎日がそのくり返しでした。家に帰りたくても帰ることはできないのです。叶うはずもないお年寄りの願いに、僕たちはどうすることもできません。では、どうするかといったら、折り合いをつけるしかない。

だから一緒に歩くのです。ただ一緒に歩く。歩きながら「帰ることのできぬ現実」を共に受けとめるしかないのです。でもその姿を、地域の人が見てくれていることに気付きました。

そこで、「もし一人で歩いているよりあいのお年寄りを見かけたら、声をかけてください。よりあいに知らせてください」というお願いをするようになりました。商店や公民館やよそのデイサービスにも。半径200mの住宅には、全部ビラを配りました。「僕たちは、鍵をかけたり薬漬けにしたりしてこの人を閉じこめたくない。ただ、そうなると事故が起こったりもするから、皆さんの協力が欲しいのです。僕らが抱えた問題を、地域の皆さんも共有してください」って、そのとき徘徊で困っている人のチラシをつくって趣旨を書いて。

高齢者問題について勉強会を開くとかじゃなくて、一人のお年寄りのためにお願いをすると、地域が変わってくるんですね。自治会の会長さんなんかが、あそこの集まりに行って5分くらい話してごらん、と横のつながりを紹介してくれるようになりました。

僕らの専門性はなんだろうと考えます。それは、問題を明らかにして、こうしたら解決できそうだから協力してください、と具体的に提案していけるところにあると思えます。ただ普遍的な老人問題を投げかけたとしたら、形骸化したネットワークになって動かなかったでしょうね。それだけ、「あのおばあちゃんが」という具体性は人を動かす力があります。そうして僕らは、地域とつながっていったという気がします。ここ「特養ホームよりあいの森」も、そんな地道な地域活動の延長として誕生したんです。

東田　私はいつも介護の本を書くときに「いい介護とは、オープンな介護とほぼ同義語である」と書きます。それは、在宅介護であっても施設介護であっても変わりません。多くの介護現場が「閉ざされている」と感じられる中で、「よりあい」は本当に開かれていますね。ぜひ、多くの介護現場も見習ってほしいものです。

第6章

老人に自己決定させない家族が認知症をつくっている

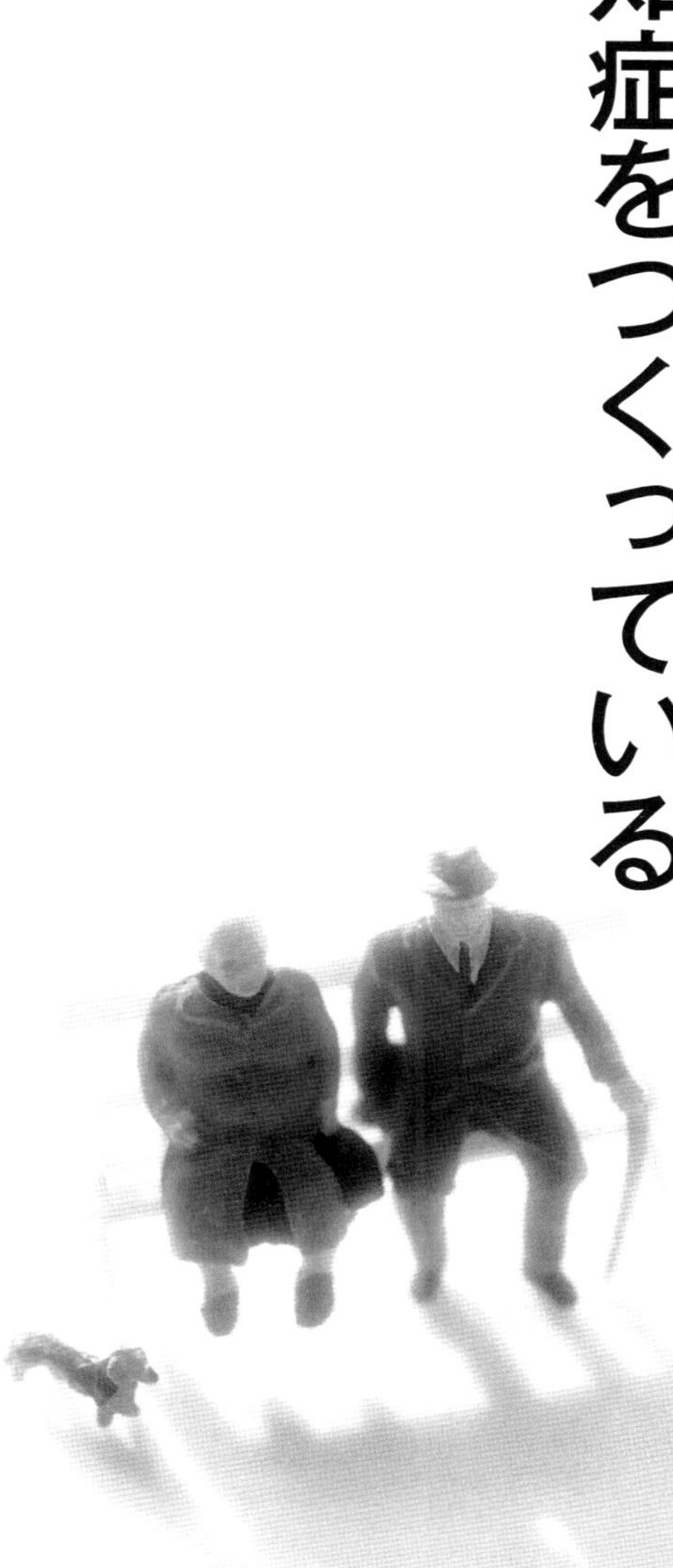

「在宅原理主義」ではいけない

東田 しかし、「よりあい」が特養をつくったというのは、みんなびっくりしました。

村瀬 宅老所が特養のアンチテーゼ的なものとして、語られていたからですね。

東田 ええ。「よりあい」は、そういった制度的なこととといちばん遠いところにいたような気がしたので。

村瀬 誤解があったんだと思います。特養に限らず、ケアのあり方については問題点を指摘したりしていましたけど、特養そのものを批判したことはないです。

東田 「宅老所よりあい」に、グループホームがありましたよね。5人定員だったと思いますが。要するに、あの部分が防火基準の問題で「ダメだ」と言われたのが、一つのきっかけだったのですか。

村瀬 それは大きいですね。防火と耐震というのは、東日本大震災後、特に言われていますから。それを全部クリアしたものに建て替えると、3階建てとかになりそうだったんです。あの敷地で、グループホームをもう一回やるということになれば。でも、5人程度のグループホームって赤字ですから。

東田　「宅老所よりあい」がグループホームを閉鎖したのは2013年ですか。日本にいわゆるグループホームができたのは、役人も見学に来たりして、「宅老所よりあい」のあの5室がお手本になったんですよね。

村瀬　「日本型グループホーム」なんて言われていましたね、あの当時。

東田　スウェーデンなどグループホームの先進国と比べて、日本型って呼ばれたんですね。その後、グループホームが介護保険で制度化されて、ずいぶん増えました。そして、次に「よりあい」が向かったのが特別養護老人ホームだった訳です。「よりあい」って、基本的には在宅支援だったと思うのですが。

村瀬　そうですね。ただ、「在宅原理主義」ではないと思います。どちらかと言うと、「生活を継続する」っていうことをやってきたと思います。その人が培ってきた暮らしを継続する。自宅にはその人が生きてきた時間が蓄積していて、家と人間が一体化、血肉化している。そこには何年もくり返してきた習慣があって、その習慣を大切にしたい。例えば、ぼけた妻を夫が介護していれば、そのこと自体が暮らしとして習慣化しているというか、そのことでお互いの生活が成り立っていることがよくあります。よくそういう夫婦に、「このままじゃ介護負担が大きくて共倒れするから」なんて言って、妻を施設に入れちゃったりするんですけど。その途端に、今度は夫が習慣を失う……。

東田　夫の方が危なくなりますね。

村瀬　夫に短期記憶がないことに、みんなが同時に気付き始めるみたいな。「え、もうこんなに短期記憶なかったっけ」って。妻を介護することで、生活が成り立っていたんだな、って。その妻がいきなりいなくなることで、急にお風呂に入らなくなったり、勘違いが増えたり。「夫もぼけが進みました」というように見える。だけど、妻を介護することで1日が成り立っていたんじゃないかと気付かされることがよくあります。

「生活を継続する」支援が大切

村瀬　だから夫が介護することで生活習慣があるんだったら、その習慣を急激に失わないかたちで生活を維持する。それでも生活に限界が出はじめたときに介護サービスの提供者として僕らが登場してくる訳です。それは、今までできたことを人に委ねながら生きていく、新しい習慣をつくっていく一つの出会いだと僕は思うんですよ。それで、古い習慣を維持しながら、僕らが登場することで新しい習慣、人の手を借りて生きていくという習慣をつくりながら、ゆっくりと「できなくなるという階段」を一緒に下りていく。それまでは、古い習慣から新しい習慣がつくられるところに、少し飛躍があった気がします。

東田　ポンと、別なものに飛んでしまっていた。

村瀬　はい。たとえば自宅からいきなり施設入所っていう感じですね。ご飯を食べていた人が、ちょっと体調を崩したりするとお粥になる。お粥という食形態がカルテになると、その人はもう「お粥の人」なんですよ。

東田　決めつけられる訳ですね。

村瀬　ええ。「一時的にお粥を食べなくちゃいけない人」じゃなくて、「お粥の人」になる。そうやって、ご飯を食べる機会を失うんです。だけど一時的に食欲が落ちても、「栄養ジュースなら飲める」っていうおばあちゃんがいたりします。だから僕らは栄養ジュースをつくるんですけど、それと同時に今までと同じご飯を置いとくんです、おかずも。そしたら、一時期はこのジュースだけ飲んでいるんですけど、ハッと気が付いたらご飯を食べているんですよ。で、もう一回ご飯に復帰できるんです。だけど「お粥の人」になった途端からご飯は提供されない。職員も「この人、お粥の人よね」となります。つまり、行ったり来たりができないんです。自宅と施設との間も行ったり来たりできませんよね。

東田　行ったり来たりが大事なのですね。

行ったり来たりができなければならない

村瀬　はい。たとえば「歩く人」と「車イスの人」もそうです。「最近ちょっと歩行が不安定になったよね。転倒の心配もあるけん、じゃあ、車イスにしようか」っていうのがどこで決められているかと言うと、これは全部会議です。

東田　会議。ケア会議ですか。

村瀬　はい。そこは当事者不在ですよね。こんなことを話し合ったことがあります。ある人が歩行が不安定になってきたから、「もうそろそろ車イスにしようか」って一人の職員が提案する。でも、もう一方の職員は、「いや、ちょっと体重をこっちに移動してもらって、ある程度まで手伝いをすれば、そのあとは自分の力で立ち上がっていくような足の力を感じる。バランスを崩しても、直しながら誘導していけば結構歩けるよ」って言う職員もいる。でも、こっちの職員は「いや、歩いているというより、引きずっているような感じになる」と意見が対立するときがある。それは、いわゆる介護の力量の差なんですよ。じゃあ、花子さんっていう人が歩くか歩かないかっていうのは、その日の朝対応した職員が、花子さんと言葉だけじゃなく手伝いをする中で一緒に決めればいい。「あ、足が今クッと上がってきた、よし歩ける」って、体でコミュニケーションができる訳だから。そうやって、歩くか歩かないかはお年寄りと職員が決めることにしています。

東田　今日の調子はどうか、車イスを使うかどうかということですね。

村瀬　そうです。対応した職員によって、力量が違う訳だから。できない職員は、無理だったら車イスを使えばいいし、いけると思った職員は「じゃあ歩こう」となる。その判断は、会議じゃなくて、現場でお年寄りと職員が決めることにしました。そうしたら、この行ったり来たりが始まるんですよ。「今日は歩けたね」、「今日はやっぱり車イスやったね」というふうに。そのやり取り、「一緒に決める」ということを丁寧に行うことが大切であると思います。

東田　口では言えなくても、身体的にお年寄りの言葉を拾っている。そうすると、当事者が決定に参加しているという形が生まれる訳ですね。

「身体的言語」でお年寄りが決定に参加できる

村瀬　そうです。ぼけがある人でも、決定に参加できるんです。ミチコさんというおばあちゃんがいました。まだ若くて、元看護師さんでした。でも、家で暮らすことに不安を感じるようになりました。一人暮らしで結婚もしてないし子どももいない。自分の老後はどうしよう。それを考えると不安だから、あるグループホームの申し込みをしていた。ただ、順番が来ない。で、家にいたら死にたくなる。お友達がすごく心配して、「よりあい」の利用をすすめました。で、通ってくるとまた少し持ち直す。元気になる。一人ぼっちじゃないし、ここに来たら楽しいって言う。でも、家に帰れば涙、涙の生活で死にたくなる。そんなときに順番が来て、グループホームに入居をしちゃった。そこに行った途端に、「もう、私はうつが治った」って言い始めて。3日間の体験利用だったんですけど、うつが治ったから元のように自宅で暮らしたいと言い始めたんです。

東田　グループホームを出て、自宅で暮らすと。

村瀬　そう。「ここはやっぱり入らん」と言い張って。「帰る」と言うので、僕らが自宅に帰る手伝いをしたのです。すると我が家に戻ったのにそれがわからなくなったのです。

東田　え、3日間の体験利用で。

村瀬　そうです。「ここが私の家やったかしら」とか言っているんです。

東田　あらら。

村瀬　そうなると、そのまま一人にできません。「第2宅老所よりあい」に来てもらって、お泊まりしてもらいました。すると、「いや、もう帰らんでいい。ここがいい」って言い始めました。

東田　「第2宅老所よりあい」がいいと。

村瀬　はい。で、今度「第2宅老所よりあい」で暮らすようになったら、物盗られ妄想が出始めたんです。「傘がない」って言い始めて、アパートに戻って傘探しをするんですね。第2宅老所よりあいの暮らしにも、不満がたくさん出てきたのです。「私は朝パンが好きなのに、パンを用意してもらえない」なんて。パンは用意してあるんですけど。「ご飯しか出してもらえない」とか。「第2宅老所よりあい」からいろんなところに、電話をかけるんです。元の大家さんとかに電話をして。

東田　アパートの元大家さんに。

村瀬　ええ。アパートは確保しておいたんです。本人が行ったり来たりをするから。で、「家がいい」と言えば家に送る。家に帰ったら、お風呂の沸かし方がわからない。本人が不安を訴えたら迎えに行く。「第2宅老所よりあい」での泊まりが長くなってくると物盗られ妄想がはじまる。職員の誰かが物を盗っているって言って。取られたもののリストを、書くようになって。結局、今まで第2宅老所よりあいが外の世界だったのに、出かける場所がなくなった。この中だけの生活で完結し始めた途端に、いろいろな問題が出てきたんです。

東田　「第2宅老所よりあい」にずっとお泊まりするようになってから。

村瀬　はい。ライフスタイルは全部継続する努力をしていたんですよ。でも、ライフスタイルを継続するだけじゃ足りない。何を失ったかと言ったら、社会的な自分の立ち位置を失った気がするんです。それで、かつての友達に声をかけてもらいました。

喫茶店に行くのにも僕らが行くんじゃなくて、かつての友達が喫茶店に行ってくれたりとか、歌舞伎を観に行ってくれたりとか。そういうふうにしつつ、もう一つ今度は出かける場所をつくったんです。NPOがやっている介護保険外のサロンに、「第2宅老所よりあい」から通うようにしました。すると、変化があったんです。「ここに行くのが楽しい」って言い始めた。

移行するときに重なり合う部分が僕らの役目

村瀬 ミチコさんには確固とした自分のライフスタイルがありました。朝食はパン。目玉焼きを載せる。飲みものはコーヒー、食後のリンゴはフジと決まっている。で、ウグイスのふんの化粧品を使って、枕はそばがらじゃないとダメ。歯磨き粉はデンターライオン。バッチリ決まっている人だったんですよ。僕たちはそれを全部支援していました。それでも物盗られ妄想は出たし、「家で死にたい」って言っていた人が、第2宅老所よりあいで「死にたい」と言うようになった。

東田 「第2宅老所よりあい」で死にたいと。

村瀬　それにどう対応したらいいか、悩みました。いくら寄り添っても、生活の嗜好品を継続してもダメだったから。それが、もう一つのサロンに行くようになると、「楽しかった」と明るい顔で帰ってくるようになりました。

東田　外ができたんですね。

村瀬　ミチコさんにとって大切な支援とは何かを考えました。計算が得意で記憶力のよさが自慢だったはずの自分が、それを失っていく。自分が自分でなくなるような悲しみ。生活を共にする家族のいない不安。自宅で暮らしたいと思う気持ちと、もうそれは無理と感じる葛藤。まだまだ自分一人でできることがたくさんあるはずなのに、介護施設で要介護老人として生きる歯がゆさと情けなさ。ミチコさんは感情が渦巻く中で、今の自分を「受けとめたり、受け止められなかったり」しているのだと感じました。その心の揺らぎに僕たちは振り回されながらも、そのことに付き合っていたようにに思えます。自宅で暮らすことを一緒に諦めなかったり、友人たちとの関係をもう一度取り戻そうとしたりと。

　人は「できる自分」と「できなくなる自分」を精神的にも肉体的にも「行ったり来たり」しながら老いていくように思えます。そこにどう具体的に付き合い、支援していくのかが問われているように思えるのです。ご飯を食べていた人が、お粥になったり、またご飯を食べられるようになったりしながら、最後は流動食さえ飲み込めなくなる。一人で歩いていた人が、杖を借り、人の手を借りながら歩くようになる。人の手を借りても歩ける日もあれば、歩けない日もある。そして最後は床につく。「できる自分」から「できなくなる自分」を経て死へと着地する。その過程に丁寧に付き合うこと。それが古い習慣と新しい習慣の重なった部分の手助けだったと思うんですよ。これまで自立して家で暮らしてきた人が、これからは人の手を借りながら生きていく、それが新しい習慣になるまでのつなぎ目の部分をお手伝いしているんですね。

自立支援の考え方は間違っている

東田　それは、混乱するでしょうね。そういうふうに、人の手を借りないと生活できなくなっていくプロセスは。

村瀬　はい。できるときもある訳だし、できないときもある訳です。

東田　できたりできなかったりしながら、だんだん衰えていくのですね。

村瀬　そうです。多くの人は、今までの自分から新しい自分に移るときに、移れなくて混乱していると思うんです。高齢期の場合。

東田　認知症とかぼけっていうのも、そこに出てくる一つの現象なのかな、っていう気がしますね。

村瀬　そんな気がします。次に移れないんですね。普通は人の手を借りるし、新しい習慣をつくることで乗り越えていく。そうすればうまくいく人がほとんどのはずなんです。85歳を超えていたり、90歳を超えていても。ところが日本の場合、移行期の混乱を薬と訓練で乗り切ろうとしている。

東田　薬と訓練ですか。

村瀬　人の手を借りて新しく生きていく方向へ移行するのではなくて、薬と訓練で「自立しろ」って言われ続ける感じがします。

東田　移行期を、薬と訓練で乗り切れと言われる。それは過酷ですね。

村瀬　そうです。だから、人の手を借りちゃいけないっていう政策なのです。予防重視で自立支援ですから。僕は、今の自立支援の考え方は間違っていると思います。それって、「自己責任支援」でしかないと思えるのです。

東田　お話を伺っていると、欧米の福祉先進国では自己決定って言いますよね。あくまでも、本人の意志を大事にする。日本では、自己決定を家族が代行する場面が多い。本人に、あんまり聞こうとしないケースが多いと思うんですけれど。

村瀬　ほとんどがそうです。ケアマネジャーも、在宅の場合は家族の介護負担を取ることがもう第一義になっていると思います。

東田　でも、村瀬さんたちは、よく本人を見てらっしゃる。本人の体とコミュニケーションを取っているような気がします。それで、「この人は本当はどうしたいんだろうか」というニーズを、ずっと考えていらっしゃる。

村瀬　はい。

東田　そこはちょっと、制度のケアだけとは違うところなんじゃないですか。

常に本人に問いかけることが欠かせない

村瀬　そうですね。移行期の部分を支えるのが、僕らの存在意義になっているように感じます。

東田　本来は専門職と言うか、ケアマネジャーや相談員の仕事ですよね。

村瀬　今はソーシャルワークと介護が、社会福祉士と介護福祉士とに分かれて分業のようになっていますけど、僕らは多分一体化して登場しています。生活の相談もするし、それに必要な介護も提供する。そこの区別はないように思います。

東田　なるほど。

村瀬　介護職も毎回毎回、お年寄りに「今日どうする?」っていうとこからスタートするはずなんですよね。「ご飯、今日どうする?」。「トイレ、今日どうする?」。「トイレに座ったけど、このあと立って歩く?　それとも、車イスで行く?」。常に「どうする?」っていうことだと思うんです。

東田　本人に、問いかけるということですね。でも、できていない介護現場が多いんじゃないんですか、それが。

村瀬　他がどうか、僕はよくわからないんですけど。だけど、そこが大切だと僕は思っています。現場の裁量権は、常に現場にある。手を借りざるを得ないお年寄りと、手を貸さざるを得ない職員が、そのとき一緒に決定していく。

東田　なるほど。で、村瀬さんのその考えは、もちろん、「よりあい」の職員の方には伝えてあるんですね。

村瀬　そうです。現場に裁量権があるように配慮しています。

東田　認知症がつくられているという今回のテーマの中で、私はお年寄りに自己決定をさせない家族が一つの問題だという気がしています。すごく単純な言い方をすると、お金の管理ができなくなってくると、長男か長女がお財布を預かる。通帳やカードを全部管理するようになります。その頃に混乱が始まる、周辺症状が出てくるお年寄りが多いように見受けます。やはり、決定権を家族や身内が持つようになる時期って、いつか来ますよね。そのあたりを、どう見ていらっしゃいますか。

村瀬　それも多分、行ったり来たりがないから混乱するんだと思います。

東田　いきなりガーンと移行しているんですね。だからお年寄りが混乱してしまう。

あるボランティアさんの物語

村瀬　そうです。だから、移行期に寄り添う人がいないということが、いちばんの問題だと思うんです。以前、「第2宅老所よりあい」にクニオさんという食事をつくるボランティアのおじいちゃんがいたんです。70歳代後半で「第2宅老所よりあい」のボランティアに入って、84歳くらいで亡くなりました。クニオさんは、一人暮らしでした。それが、亡くなる3年前ぐらい前からぼけを抱えて、ほとんど食事ボランティアができなくなりました。

東田　元板前さんとかですか。

村瀬　そうです。その人は一人暮らしだから、自分でお金の管理をしている訳でしょう。それがしょっちゅう、「通帳がなくなった」と言って来るんです。ある日、郵便局の人から「第2宅老所よりあい」に電話がかかってきました。「クニオさんの通帳が、もう9回目の新規発行なんだ」と。「つくってもすぐに失くすから。で、10回目からは発行できないってことになっている」って。「とにかく、このままじゃ大変だから、何とかしてくれないか」って、郵便局の人から相談が来たんですよ。「それじゃ、こっちで通帳を預かりましょうか」という話になって、クニオさんに話をしたら、「所長と俺の仲だから」って預けてくれました。人間関係で預けてくれたんですね。でも、毎朝預けたことを忘れます。

東田　村瀬さんが預かったんですか。

村瀬「第2宅老所よりあい」で預かったんです。向こうからすれば僕のことを「所長」って呼ぶ関係だから。「第2宅老所よりあい」イコール僕に預けているってことになる訳です。ちゃんと同意文章を書いて、ハンコも押しています。でも、朝になったら忘れるから、毎朝通帳探しから始まるんです。午前中は通帳を探し続けて、「どうしよう、なくなった」って昼ぐらいに電話があって。「うちで預かっているよ」って言ったら、ハッと思い出して「ああよかった」って。それで、今度「食事つくりに行くから」って来るわけです。食事をつくりに来るけれど、上がり込んでお茶を飲んだり話したりしているうちに、食事をつくるのを忘れてしまう。

東田　最初はちゃんと食事づくりのボランティアをやっていたけれども、最後の数年間はつくれなくなったんですね。

村瀬　通帳を預けた頃ぐらいから。一緒に座ってお茶を飲んで、みんなと歌を歌ったりしているから、職員がつくっちゃう訳です。それを食べるんだけど、その時点では自分がつくったと思っています。

東田　自分がつくったと思って食べるんですか。

村瀬「今日はどうだった、おいしかったか」と言って。で、「またつくりに来るから」って、食事ボランティアをしたみたいに帰るんです。最後の3年間はそういう状態でした。

東田 利用料はどうなるんですか。

村瀬 いただけませんせん。要介護認定も受けていないから。家は、ゴミ屋敷になっていました。「クニオさん、そろそろヘルパーをお願いしようよ」って言うんだけど、「いや、所長。ヘルパーなんか入れたらダメだよ。ぼけちゃうよ」って答える。「いやいや、もうだいぶぼけとるがね」とこちらは思っていました。だって、夕方になるとかならず不穏になって、「第2宅老所よりあい」に40回くらい電話をかけてくるんです。

東田 1日に40回ですか。

村瀬 夕方だけで。数えた職員がいて、1分おき、2分おきですよ。

東田 仕事にならないですね。

どこまで人として親身になってつき合えるか

村瀬 それじゃ仕事にならないから、地域の人に声かけを頼みました。夕方ちょっと顔を出せば、クニオさんは話好きなので不穏にならないからって。夕方は黄昏れるんですね、人って。黄昏れる頃に人が行って、30分ぐらい話せば電話もなくなる。通帳のことも、毎回「よりあいで預かっているよ」って言ってもらう。そんな「顔出し隊」を組みました。介護保険はまだ利用していないけれども、今後顔馴染みになれば利用が始まるであろうヘルパーさんに事情を話して「お金にはならないけど、行ってくれないか」って。頼むと、顔出しに行ってくれる訳です。顔を出していれば、そのうちにヘルパーとして行けるようになるからって。

東田　知り合いが来ている感じにするんですね。

村瀬　そうです。知り合いが来るように。そういう形で人が訪れるのが当たり前になって、やっとヘルパー契約を結ぶことができました。要介護認定も取って、ヘルパーを入れるケアプランをつくったんです。本人は、友達が来ているような感覚で受け入れるように配慮しました。それでも毎日通帳がなくなったと言う日々が、3年ぐらい続いたんです。でも、だんだん変化が起こりました。最初の頃は通帳が自宅でなくなっていたのが、旅行が好きな人だったからイルクーツクでなくなった、とか。

東田　ロシアですよね、イルクーツクって。

村瀬　ロシアとかイタリアでなくなり始めて。それが不思議なんですけど、かならず広島で見つかるんです。「見つかったよ、所長」って。それで、「広島まで何で行ったんですか？」って訊いたら、「自転車で行った」って言うんです。

東田　福岡からですか。

村瀬　ええ。「自転車で、広島まで行って、どれぐらいかかります？」って訊いたら、「休み休みで一時間ぐらい」って。「新幹線より速いじゃん、クニオさん」とか言って。そういうやり取りをしているうちに、また変化しました。最初は「所長、通帳がないんだよ」って来て、「ありますよ」「よかった」ってくり返していたんですが、そのうちに、「所長、通帳が」って言いかけて僕の顔を見ると、「通帳はある」って言い始めたんです。

東田　村瀬さんの顔を見て、言葉の途中で思い出すんですね。

村瀬　そうです。要するに、その設定を思い出すんです。「こうやって訊いたら、所長が次はあるって言うな」というのを思い出して「通帳が、ある」って言い始めた。「ない」、「ある」、「ない」、「ある」をずっとくり返しているうちに、1年ぐらいかけてそっちに移行しました。結局クニオさんは、自分で行ったり来たりをくり返したんですね。そうやって、最後まで家で暮らすことができました。ある年の夏、脱水しているところを見つかって、ひと夏めは復帰したんです。で、5日ぐらい「第2宅老所よりあい」でご飯食べたら元気になるだろうって思っていたら、3日でもう「家に帰りたい」って言って。でも、次の夏は乗り切れなかったですね。脱水しているところを、もう一回「第2宅老所よりあい」で保護して、入院した後に亡くなりました。

東田　そうですか。一人暮らしのお年寄りの場合、近くに「よりあい」みたいな場所がないとなかなか天寿を全うできない気がします。救急車で病院に運ばれて、いっぱいチューブにつながれて、苦しみながら死んでいくのが現実ですから

老いるとは、多くの物を失っていくということ

村瀬　クニオさんの場合、僕たちで通帳を預かりはしたけれど、その混乱というかその執着に付き合うことができたからよかったのだと思います。

東田　親がぼけたときに、子どもってなかなか認めたくない。頭にきちゃうんですよね、同じことを何回言われることにしても。

村瀬　そうなんです。付き合えないですよ、子どもは。家族はしんどいと思います。お年寄りにしてみれば、お金だけじゃなくて自分にとって大切なものを失えば、混乱して当然だと思うんです。それは管理できなくなるから失う訳で、失ったときの喪失感とか混乱とかを消すことはできません。だけど、そこに人が登場して、失ったものへのこだわりがなくても生きていけるような習慣をつくればいい。クニオさんの場合は、お金に対する不安と執着からずっと「第2宅老所よりあい」に通ってくることで、新しい習慣ができました。車がなくなった、妻が亡くなった、お金の管理能力を失ったと、何かを失ったことから混乱が始まると思うんです。でも、失ったことよりも、次に新しい生活がつくれないことが問題なのです。そこの橋渡しをしていくことが大切だと思っています。

東田　世間一般で問題行動と言われているようなものでも、よく見ていけば理由があるし、出ないように回避できるんじゃないかということですね。

村瀬　それにはやはり、一時的に人的支援がすごく必要だと思います。必要なのは、薬ではなく訓練でもなく、次の生活につながるまで行ったり来たりのくり返しに付き合うことです。

東田　村瀬さんたちは、日常的にそういうことをなさっている訳ですが、家族はなかなか老いについて行けない。よく理解できていないんじゃないでしょうか、人が老いるということが。

村瀬　家族も、同じ状況だと思うんですよ。

東田　家族も混乱しているんだ。

村瀬　はい。そこに僕らが付き合っていくことで、お年寄りが安定すれば、家族も安定するんです。

東田　なるほど。

村瀬　さらに僕らが介入していくことで、お年寄りが変化していく過程にも、家族は立ち会うことになります。ただ、家族だけとなると、それはもう耐えきれないですね。何回も同じことを言われるし。

ぼけと上手につき合える家族は、どこが違うのか

村瀬　家族も、ざっくり言うと「認知症の父」というふうになる家族と、「父は父」っ

ていう家族とでは何がどう違うのかわからないんですけど違うんですよ。

東田　認知症という病名が付くと、安心する家族っていますよね。

村瀬　いますね。でもそういう家族ほど、在宅介護が続かないと思うんです。あるおじいちゃんの家に行ったら、玄関が水浸しになっていました。その息子さんが、「あぁ、村瀬さん気をつけてね。水、ちょっとまいたから」って。「え、何かあったんですか」と訊いたら、「いや、お父さんがここにウンコしちゃったから」って言うんです。

東田　平然と、言うんですね。

村瀬　そういう家族は、介護が続くんです。僕が来たときに「村瀬さん、聞いてください。ここでウンコされたんです」っていうような言い方になるのは、「認知症の父がウンコした」っていうタイプの家族なんですよ。

東田　それが、「認知症の父タイプ」。

村瀬　もう一つのタイプは、ウンコが先じゃなくて僕の靴の方を心配してくれている。「濡れているでしょう、気を付けてください」って。こちらは、ウンコしたことが問題になってない家族です。でも、お父さんがウンコしたっていうことは、事実起こっているんだけど。先に出る言葉が、「水をまいたから、気をつけてください」って言ってくる家族は、お父さんなんですよ。

東田 「父は父タイプ」ですね。

村瀬 そうです。お父さんが、認知症なだけで、そのお父さんがここでウンコしちゃったと言います。

東田 お父さんは変わらずお父さん。

村瀬 お父さんなんです。だけど、来た瞬間から、「もう、ここでウンコしたんです」と訴える家族は、「認知症の父」なんです。

東田 介護が持たなくなっていくのが、そのタイプだと。

村瀬 「認知症の父」っていうふうに、常に認知症を通してしかお父さんを見ていない家族は、介護が長続きしません。

東田 在宅介護が長続きしない。どこか施設に入れちゃうとか。

村瀬 施設、もしくは病院に入れる。そして薬です。

東田 いい結果にならないですね。

村瀬 ならないですね。「認知症の父」っていうふうになっちゃう家族が悪い訳ではないんですが、そうなる家族とならない家族は、一体何が違うんだろうっていうのは僕も疑問です。家族関係なのか、価値観なのか。

東田　これまで何十年と親子関係が続いてきた訳ですから、介護が始まっても認知症になっても、その蓄積が出てくるんですね。

介護現場の第一線で多くのお年寄りを見てこられた村瀬さんから、認知症を病気にしない暮らし方を教わりました。これが「認知症に偏見を持たない国」「認知症の人と共に生きていける国」への一歩になればと願っています。

終章

［特別寄稿］

本当の介護は、薬や抑制で老人を認知症に追い込んだりはしない

●生活とリハビリ研究所 代表／理学療法士 三好春樹

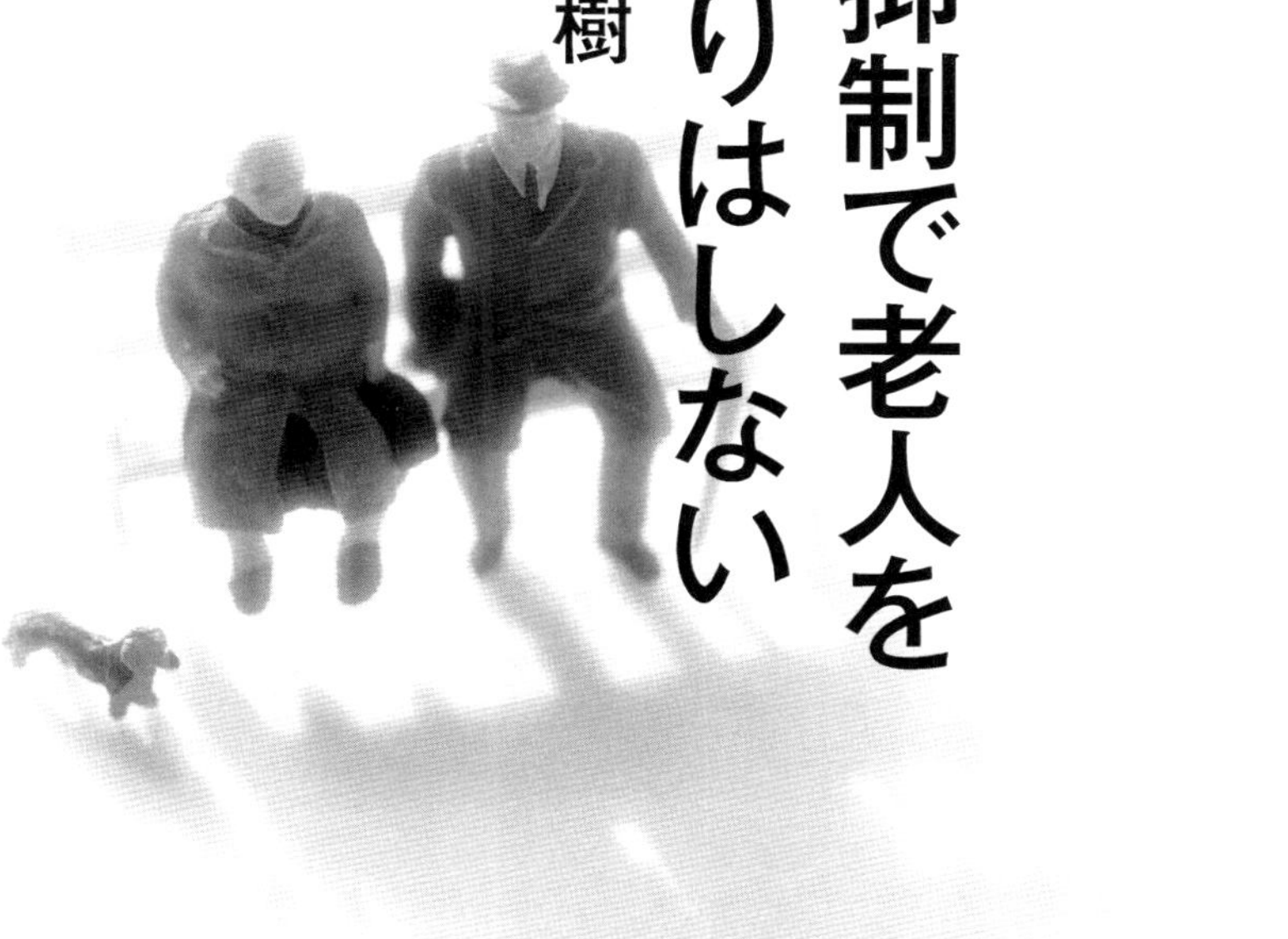

「よりあい」は日本の介護を創り出してきた

本書はごらんのように対談の本である。といっても東田さんが質問し、村瀬さんがそれに答えるという形式の一冊である。

この2人、私は長いつき合いをさせてもらっている。介護ライターの東田さんとは、ここ7、8年間、私の著書の編集に関わってもらっている。その正確で迅速、さらに鋭い批判精神による仕事ぶりにはいつも目を見張るものがある。

「よりあい」の代表である村瀬孝生さんとはもっと長いつき合いだ。本書で語られているように、「よりあい」は日本の介護を変えてきた。いやそれは正確ではない。後に触れるように、初めて介護を創ったといってもいい。介護なんか、なかったのだから。

いまから四半世紀以上の前のことになる。私はおそらく日本で初のフリーランスの介護講師として各地を講演に歩いていた。その講演の後の質疑応答で手を挙げた女性がいた。「寝たきりの人を起こそうとしたり、入所者と外に散歩に行こうとすると怒られるという施設に勤めてるんですがどうしたらいいでしょう」というのだ。

私はすぐに「辞めなさい。入所者がダメになるだけじゃなくて自分までダメになる前に辞めて、いい施設に移るか自分で始めるのがいい」と答えたのを覚えている。

ところが私と並んでもう一人の講師だった女性の答は違った。「辞めちゃいけません」。その理由がすごい。「いるだけで嫌味なんだから居続けるべきだ」。そう言ったのは、高口光子さん。

2人でQ&Aを受けるとこうやって任務分担が自然にできあがる。講師が正反対のことを言うのだから客席は困るかというとそんなことはなくてかえって受ける。だってこんな人生相談に正解なんかないことはみんなわかってるんだもの。

ちなみにその高口さん、その後病院のPT（理学療法士）を辞めて特養ホーム、フリーランス、老人保健施設と転々とし続けて、現在は静岡県の老健施設の看介護部長をしながら全国を講師で回っているという人だ。

会場でこの質問をした人が下村恵美子さん。「よりあい」の創始者の一人で村瀬孝生さんが引き継ぐまでの初代代表である。

じつはそのとき下村さんはすでに同僚2人と共にその施設を辞めていて、後に「よりあい」と名付けられる活動の準備にとりかかっていたのだという。

介護に必要なのは生活習慣を続けるための〝特別の工夫〟

介護保険制度が始まったのは2000年の4月。すっかり定着したと言っていいだろう。40才以上の国民から保険料を徴収して、その同額の公費を加えて、要介護老人のケアを社会が引き受けようとする制度のことだ。

しかし私はずっと、「いくらいい制度をつくっても、その制度で何をやるかわかっていなければ何の役にも立たない」と言い続けてきた。

介護保険制度でやるべきことといえば介護に決まっているのだが、じつはその介護が何なのかいまだにわかっていないのだ。

一例として、入浴介護を取り上げてみよう。老人施設の浴場を見てみると、温泉の大浴場風のものが多い。じつはこれ、詳しくは触れないが、高齢で筋力とバランス力が低下した人には入りにくく危険な風呂なのだ。

そこで特養ホームなどでは、この広い風呂にスロープや階段を造りつけるのだが、裸足で階段やスロープを安全に歩ける人が特養にいるだろうか。

やむなく老人たちは、ちょっと歩行が不安定というだけで「特浴」になる。特浴とは特殊浴槽の略で、上を向いて寝たまま入る電気で動く機械の風呂のことだ。

寝たまま入れて楽だろうと思う人は、いちど体験してみるといい。おそらく、長い人生経験のある老人でもこんな怖い経験は生まれて初めての人もいるのではないか。浴槽に入ってリラックスすると体は浮く。頭だけは沈むから怖くてリラックスできない。それは日本人の風呂ではないだろう。人体洗浄である。

この機械浴を強制されたことで認知症になった人はたくさんいる。「ああ、私は一生、風呂ひとつ入るにも恐怖、大げさな機械と人手がなきゃダメなのか」、これが生きる気持ちをなくしてしまう。

介護とはその逆をすることだ。「こんな体になったけど安心してこれまでと同じような風呂に入れるんだ」と思ってもらうことだ。「こんな楽しみがあるのならもっと生きていこうか」と感じてもらうことだ。

介護とはマヒした手足を治すことではない。それは医療やリハビリテーションの仕事だ。私たちの仕事は、老いや障がいがあっても、自分らしく生きていくことを応援することだ。老いと障がいという、アイデンティティを失いそうな危機に直面している人を支えることだ。

そのアイデンティティを支えているものの一つが生活習慣である。毎日、自分の口からおいしく食べ、トイレで排泄し、気持ちよく風呂に入ってきた。それを継続することが介護である。もちろん、老化やマヒや認知症があればそれは困難になる。だからといって、チューブやオムツや機械浴といった特別なやり方をしたのでは、老人の生活習慣を根こそぎ壊してしまい、アイデンティティを崩壊させることになる。

だから介護に必要なのは生活習慣を壊すような特別なやり方ではなくて、生活習慣を続けるための〝特別の工夫〟なのである。

じつは、あの特殊浴槽はいらないのだ。要介護5という人でも家庭用の普通の浴槽にラクラク入っていくことができる。具体的方法は介護職用の本に譲《ゆず》りたいと思うが、興味ある人は、雲母《きらら》書房から出版されている拙著を読んでほしい。一般の人向きの本も講談社から出ていて、大半は東田勉さんの編集協力によるものだ。

実例を2つ挙げておこう。先に名前が出てきた高口光子さんが看介護部長をしている静岡市内の老健施設「星のしずく」にはそもそも設計段階から機械浴は存在しない。

だからといって軽い人しか入所させないのではない。むしろ逆で、どんな人でも引き受けるし、「ターミナルケア専門施設」かと思うくらい最期まで看取るから、他に比べて重度な人が多いというのに、機械浴はない。

さらに、東京都目黒区の特養ホーム「駒場苑」は施設改革をすすめて機械浴を撤去して家庭浴槽を導入した。ちなみにこの「機械浴ゼロ」は七つのゼロ（寝かせきりゼロ、オムツゼロ、機械浴ゼロ、誤嚥性肺炎ゼロ、脱水ゼロ、身体拘束ゼロ、下剤・精神安定剤ゼロ）をめざした改革の一つである。

いま介護現場は人手不足が深刻だ。だがこの2つの施設では人手不足に縁がない。みんな就職したがるのだ。ちなみに、「よりあい」がつくった特養ホーム「よりあいの森」でも就職希望者が殺到した。

介護職になり手がいないのは仕事がきついからでも給料が安いからでもない。もちろん、給料が安いのはどうにかしてほしい。でも、仕事が面白くてやりがいがあれば人は集まってくるし辞めないのだ。だってふつうの風呂に入れた利用者が泣いて喜んでくれるんだもの。罪悪感を持たざるをえない仕事に比べればどんなにいいか。

きちんとした介護をしていない施設をどう考えるか

これまた詳しくは他の介護の本に譲るが、排泄でも同じことが言える。オムツはいらない。亡くなる前の数日でいいはずだ。オムツを当てられるということは、トイレで排泄するというそれまでの生活習慣を断絶させられることだ。オムツとオムツ交換の屈辱で一夜にして認知症になったという人は数え切れない。まことに本書の第5章が言うように、「介護を知らない介護現場が認知症をつくっている」のだ。

2015年、マスコミのキャンペーンのおかげで介護という仕事へのマイナスイメージがすっかり定着して現場が人手不足にあえいでいるときに、ますます介護のイメージを悪くする事件が起きた。川崎市の有料老人ホームにおける、とても事故とは思えぬ墜落事件と、家族が隠しカメラで撮った虐待としか思えぬ乱暴な扱いである。「だから介護は」、とか、「介護職は」、なんて言わないでほしい。だって、これらの施設は介護なんてやっていないのだから。介護、つまりその人の生活習慣を継続するために、ふつうの風呂に入りトイレで排泄するというほんとの介護なんかやっていないのだから。だから、これらの施設が介護保険から金をもらっているのは詐欺だと言っていいだろう。そしてそんな施設が有料老人ホームだけではなく、特養や老健、グループホームに至るまで日本全国いくらでもあるのだ。むしろそれが大半だと言っていい。

彼らに悪意があるのではない。倫理感が欠如しているのでもない。ただ単純に知らないのだ。歩けなくなっても機械浴に入れない方法、オムツにしない方法があるということを知らないのだ。そこで、病院という病人相手にしか通用しない安静介護法をそのまま持ち込んで事足れりとしているのだ。介護に独自の専門性があると思っていないのは介護の側も同様だ。介護の専門家の養成施設の実習室に機械浴はあるのに、ふつうの家庭の風呂がないのはそれをよく示している。

だから介護は〝安静強制介護〟になる。強制された安静が安静のはずがない。老人は抵抗する、すると抑制といって手足を縛られる、薬を盛られて廃人化される。そんな現場にいる介護職に虐待するなといって何の意味があろう。もう全てが虐待なのだから。

本当の介護を創り出す「オムツ外し学会」の挑戦

下村恵美子の出発点は怒りである。こんなことがあっていいはずがない、という目の前の老人の状況への異議だ。だから彼女はよく怒った。

１９９０年、私が呼びかけ人となって始めた「オムツ外し学会」の第2回目が広島で開かれた。この変わった名前の会は、学会といっても会員も事務局もないもので、学会と名乗っているのは学術的な世界への皮肉のようなものだ。参加条件が一つだけあって、「先生と呼ばれないとムッとする人はお断わり」。

じつはこの会、私が始めた「生活リハビリ講座」の受講終了者が全国から集まって実践を報告し合おうと計画された。最初は「生活リハビリ実践報告会」という名前だったのだが、集まってくる発表を見ると、オムツを外してトイレに行くようになったというものが最も多かった。

病院からやってきた老人はほぼみんなオムツだった。なにしろ、歩いてトイレに行けない人はオムツという二者択一だったのだから。なかには尿意も便意も、オムツが濡れていることさえもわからない人もいたが、それがちゃんと回復するのだ。だってオムツが尿意や便意を不要にしてしまったため、老人はその状況に適応していただけで、感覚がなくなった訳ではないのだから。

これは、当時は寮母と呼ばれていた介護職が、自らつくり出した方法論だ。そこで私は急拠この会を「オムツ外し学会」とすることに決めた。

その学会に下村さんたちがやってきた。実践報告でこれからやろうとすることを15分ほどしゃべってほしいと頼んだのだ。ところが彼女たちの狙いは発表ではなく資金集めだった。どこかからゆずり受けた衣料品を車にいっぱいつめ込んで会場に並べ、デパートの特売場のように売りさばくのだ。

そのときの発表がすごい。かつて勤めていた特養ホームと役場への怒りだけを、しかも時間を2倍以上オーバーしてしゃべり続けたのだ。肝心のこれから何をやりたいかということについては全くしゃべらず、「残りは懇親会で話します」。もちろん懇親会ではカンパの依頼も忘れない。

だから私の下村さんへの最初の印象は「怒る人」である。「人の悪口を言い出すと止まらない人」でもある。

でも、よくいる「人権」とか「尊厳」なんていう〝正しい理念〟を振りかざして怒っているのではない。いや下村さんはそういうタイプは大嫌いみたいだ。

彼女は自分の理念が現実に合っていないといって怒っているのではない。目の前の一人の爺さん、婆さんの現実に対して怒っているのだ。機械で風呂に入れられ、オムツを強制され、抵抗すると縛られ薬を盛られている、その現状に異議を申し立てているのだ。

彼女がすごいのは怒って悪口を言うだけじゃなくて、ではそうじゃないやり方をやってみせようとしたことだ。批判するだけなら誰でもできる。じゃあそうじゃないやり方は可能なのか。老人を薬や抑制で認知症に追い込むことのないやり方、認知症の人をますますダメにしてしまわない方法、それこそがほんとの介護なのだが、その介護を創り出そうとしたのだ。

「老い」へ適応しようとしているものを乱してはいけない

私たちは、自分とは異質なものを、異常と判定したがる。自分の常識に合わないもの、理解し難いものを、異常だとしてしまえば、自分の常識は守れるし、想像力を働かせなくても済むからだ。なにしろ、相手が異常ということは、自分は正常なのだから。

老いや認知症は、私たちにとって異質なものだ。ただ老いは、長生きすれば誰もが辿り着く状態として異質とはいえ、みんな寛容にそれを受け入れていた。ところが、その老い、つまり、人が生き物として生まれてきて、社会の中で人間となり、再び生きものへと還っていくという自然過程としての老いが、認知症と呼ばれ始めたのだ。

老人は弱者ではない。むしろ強者だ。適応力も意欲もあるから、「老人」と呼ばれるまで長生きしたのだ。そして、「老い」という生まれて初めての現象に、さらに適応しようとして毎日頑張っている人、それが老人である。

「老い」は身体と心理の変化だけではない。近親者や友人との死別という人間関係の喪失も伴う。だから、「入院」や「転居」という環境の変化があると、老人はあっという間に認知症になることがある。それは老人が適応力が弱いからではない。身体と心理という自分の内側の変化や人間関係の喪失になんとか適応しているところへ、環境の変化までやってきては、さすがに適応力のある老人も混乱し、適応できなくなるのだ。

私は拙著『認知症介護』(雲母書房)の中で「認知症ケアの七原則」を提案している。その最初の3つは、「環境を変えるな」「人間関係を変えるな」「生活習慣を変えるな」である。

本書の第2章は、「あらゆる形の入院が認知症をつくっている」だ。入院はこれら、変えてはいけないものを全て変えてしまうものだ。もちろん急病のときには入院はしかたない。でも、検査入院した人が3日後にはぼけていたという話はいくらでもある。その原因は3つのうち「生活習慣」を変えさせられたことが大きい。言うまでもない。オムツを当てられ、最初は抵抗していた人が、3日目には〝心ここにあらず〟といった状態になる。ぼけの世界に入って現実から逃げる以外に道がなかったのだ。

「認知症」=脳の病気であるという考えを捨てる

私は「認知症」と呼ばれている人たちが、脳の病気であるとは考えていない。いくら厚労省がキャンペーンを張ろうが、偉い医者がそう言おうが、私の実感がそうではないと確信させているのだ。

もちろん、40代から起こることのある「若年性」と呼ばれている人たちは、脳の病気によるものであろう。どうやら遺伝子レベルでその原因が明らかになりつつある。

しかし、本書で村瀬さんが言っているように、脳の病気と思えるのは2割もいないと思う。1割と2割の間というところか。

というのも、これ、やってみるより他にないのだ。薬を抜いて、ちゃんとした環境と関わりと生活習慣を保証することをとことんやる。それでよくなれば脳の病気ではないと考えられるし、よくならなければ、まだ私たちのケアが不十分なのか、または脳の病気でもう治りようがないのかのどちらかである。つまりいつまでたっても結論は出ないのだ。

だが、私自身の経験でも、村瀬さんたち「よりあい」の経験でも、8〜9割の人はよくなる。つまり、病気という異常な状態ではなくて、年相応の状態になって、物忘れがあってもふつうの生活ができるようになるのだ。

私のところに脳科学者から手紙が届いたことがある。「あなたの説に賛成です」という言葉から始まっていて、それを論証することができるのだという。

手紙によると、人が強いストレスにさらされると脳機能の再生が困難になるのだという。親からの虐待を受ける子や、いじめを受ける子にもそれが起こるという。もちろん、オムツを強制される老人、ましてや手足を抑制された老人も脳細胞の再生が難しくなるに違いない。

ではそれはどうすればいいのか。環境（人間関係、生活習慣を含む）によって生じているものは、環境を変えることによって解決していくよりない。決して薬ではない。むしろ、薬という化学物質で人間をコントロールしようとして、肝心の原因である環境を変えないでいたのでは効果がないのは当然である。それどころか、薬の効き過ぎと副作用が老人をますます混乱に追い込む。

第4章に出てくる90代の人には、17の病名がついていて23種類の薬が出ていたというではないか。これはもう犯罪、しかも殺人未遂だと思う。病院名を公表すべきではないか。

人生を取り戻す老人を一人でも多く

「よりあい」のスタッフたちはそんな老人につき合う。最初は環境の変化で一時的混乱を来しただけだったが、そこで手を縛られ、薬づけにされ、そのストレスによって脳細胞の再生が困難になって脳症状を起こしている人につき合う。

いつまで？　再び脳細胞が再生してくるまでだ。それは一人ひとりの老人のストレスの大きさと時間による。これもやってみないとわからない。

攻撃的な人がいる。オムツを強制し、手を縛る連中にだけ怒りを向けてくれればいいのだが、もう人間不信の固まりであらゆる人が自分の敵に見える。なんとか自分を守るためには、撲《なぐ》り、つねり、拒否するしかない。それは異常ではない。異常な環境に置かれた人の正常な反応ではないのか。

外への攻撃ではなく、内への攻撃に至る人もいる。自分は存在してはいけないのだと自分を責め、無表情になり自閉していく。それに比べれば怒りという感情があるだけまだいいのではないか、とスタッフは無数のアザやかまれた歯型の跡を体につくり

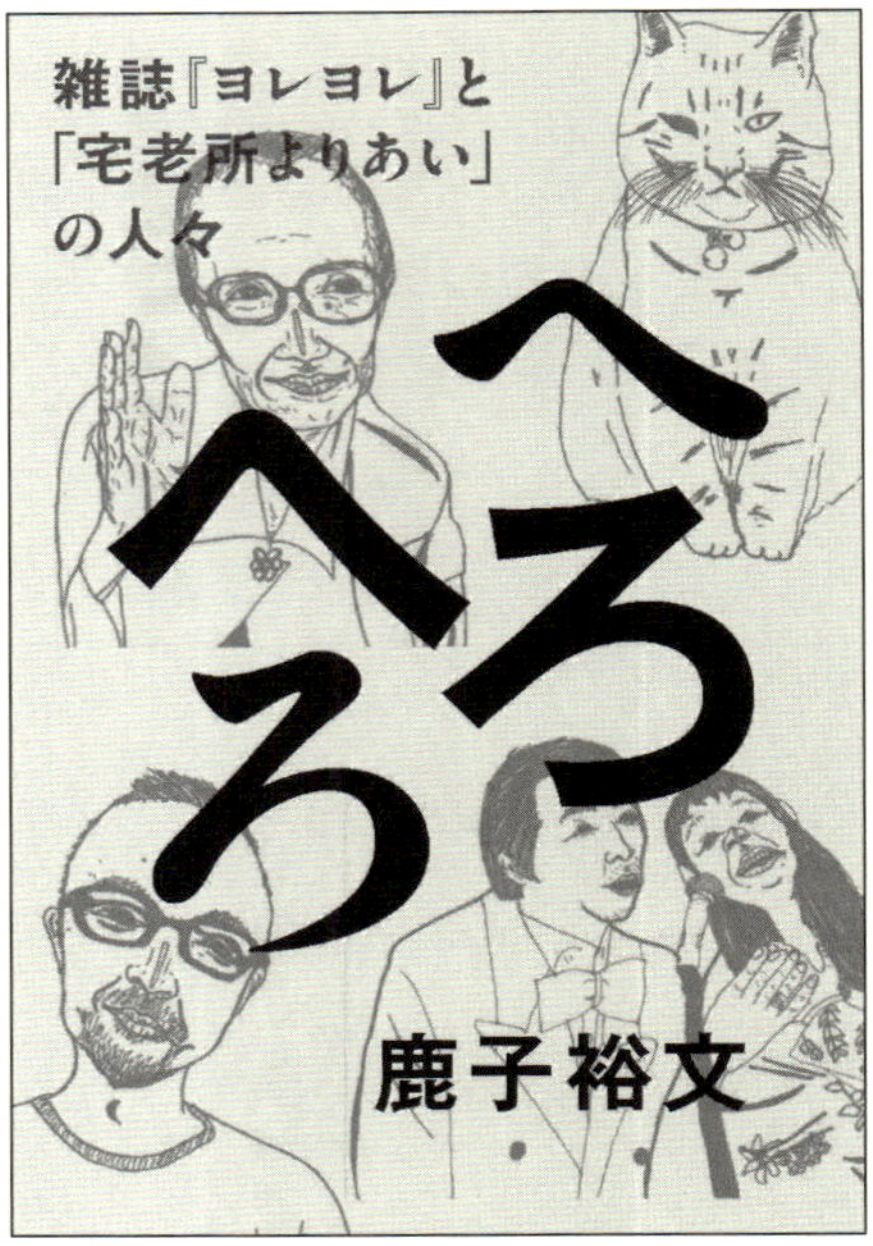
雑誌『ヨレヨレ』と
「宅老所よりあい」
の人々
へろへろ
鹿子裕文
『へろへろ』（鹿子裕文著、ナナロク社）

ながら、トイレに一緒に通い、風呂に入り、散歩（徘徊と呼ばれている）につき合う。それも、ヒューマニズムなんてもので続けられるものではない。下村さんのように、怒りがエネルギーにあり、一人、またひとりと人生を取り戻していく老人たちを目の前で見る喜びがあるから続けられる。そんな「よりあい」スタッフの奮闘ぶりを知るのに格好の本がある。『へろへろ』（鹿子裕文著、ナナロク社）である。

これは、「よりあい」に偶然のように入りこんだフリーの編集者が、暇なのをいいことに「よりあい」の雑誌づくりを依頼される。その雑誌名が『ヨレヨレ』。そして単行本が『へろへろ』だ。本書を読んだ人にはぜひ併読をすすめたい。

「老人がイヤがることはしない」という鉄則

私はたくさん介護の本を書いてきた。寝返りや車イスへの移動といった介護技術から、認知症老人のコミュニケーションをどう非認知症の側の私たちが受け止めるか、まで多くの本に著し、「生活リハビリ講座」を各地で開いてきた。

介護の世界に入って41年になるが、「よりあい」を始め、いろんないい介護を見せてもらっているうちに、私の介護論は、一方で思想的に深まりながらも、一方ではどんどんシンプルになっていった。

いい介護とは何か。高度な専門性でも、やさしさやまごころでもなくて、「老人がイヤがることはしない」、ということではないか。

このことさえ頭に入っていれば、特別の専門性や、やさしさなんかなくても老人は元気になるのだ。だって、専門性も特別なやさしさもない〝寮母〟と呼ばれていた特養のスタッフが、老人を落ち着かせ〝人間復帰〟をしてきたんだから。

「よりあい」のスタッフにも、特別な専門性ややさしさがあるとは思わない。そもそも認知症介護に正解はない。１００人の人を介護してきても１０１人目は全く違う。だからマニュアルにはならない。マニュアルがあってもいいが、それは「消極的仮説」でしかない。

介護でいちばん確かなのは、その場その場、そのときそのときで、老人の表情を見て、イヤがっているかどうかを判断することだ。それに基づくことがいちばん間違いがない。

なにしろ認知症老人は、言葉でしてほしいことを表現したりはしない。だから介護する側がそれを察してしなければならないことがほとんどだ。

そんなときそれがこちらの勝手な思い込みでないという保証はどこにあるのか。1つは、自分ならどうしたいか、どうしてほしいかを基準にすることだ。ただ自分は老人でも認知症でもないから、本人の気持ちと一致しているとは限らない。

そこでもうひとつ。やりながら、そしてやってみて本人の表情を見ることだ。イヤがっているか、そうでもないかで判断すればいい。

本書の最終章に、老人の自己決定を大事にすべきだと書かれているのはそういうことだろう。つまり、老人の言うことを何でも聞けばいいということではない。

たとえば、入浴を拒否する老人は多いが、夏の間一ヵ月も入浴しないのは本人も回りにもよいことではない。そんなとき、ほとんど強制的に入浴してもらうこともある。

もちろんそれで人間関係が壊れないという自信があるときだけど、ふしぎに、そんなことをした後のほうが人間関係がよくなることが多いのだ。

おそらくその人のニーズは「風呂に入りたくない」でも「入りたい」でもなく、「イヤだイヤだと言いながら無理矢理入れられたい」ということではなかろうか。それだと、介助してもらうという心の負担を感じなくていいということかもしれない。日本人の自己決定というのは一筋縄ではいかない。それもまた介護の奥深さなのだ。

施設を選ぶ基準とは？

最後に、老人施設を選ぶ家族の皆さんに伝えたいことがある。入所施設でもデイサービスでも、まず現場に足を運んでほしい。そして「介護」があるか、ないかを見てほしい。

歩けない人はみんなオムツになっているような所、高価な機械浴を自慢して見せて、家庭用のふつうの浴槽はないか、あっても使っていない所、そんな施設に入所してはいけない。たとえ、外見が立派であっても、大手企業が運営していても。

「よりあい」のようないい施設は外見に金をかけたりしない。金をかけているのは、中身がないのをカムフラージュしていると考えよう。

かつてのコムスン、裁判を抱えて身売りするワタミ、そして川崎で「事件」を起こしたメッセージ、問題を起こしているのはいずれも大手ばかりである。大手が全てダメだとはいわない。しかし、大手だから安心、というのは間違いだ。

私なら「よりあい」のような、「介護」をちゃんとやっている小さな施設を選ぶ。全国各地にそんな介護現場が生まれている。でも少数だから、歩き回ってほしい。だって自分の大切な人が利用するんだから。監視カメラを取り付けたりしなければならなくなる前に、歩いて探そう。

宅老所よりあい

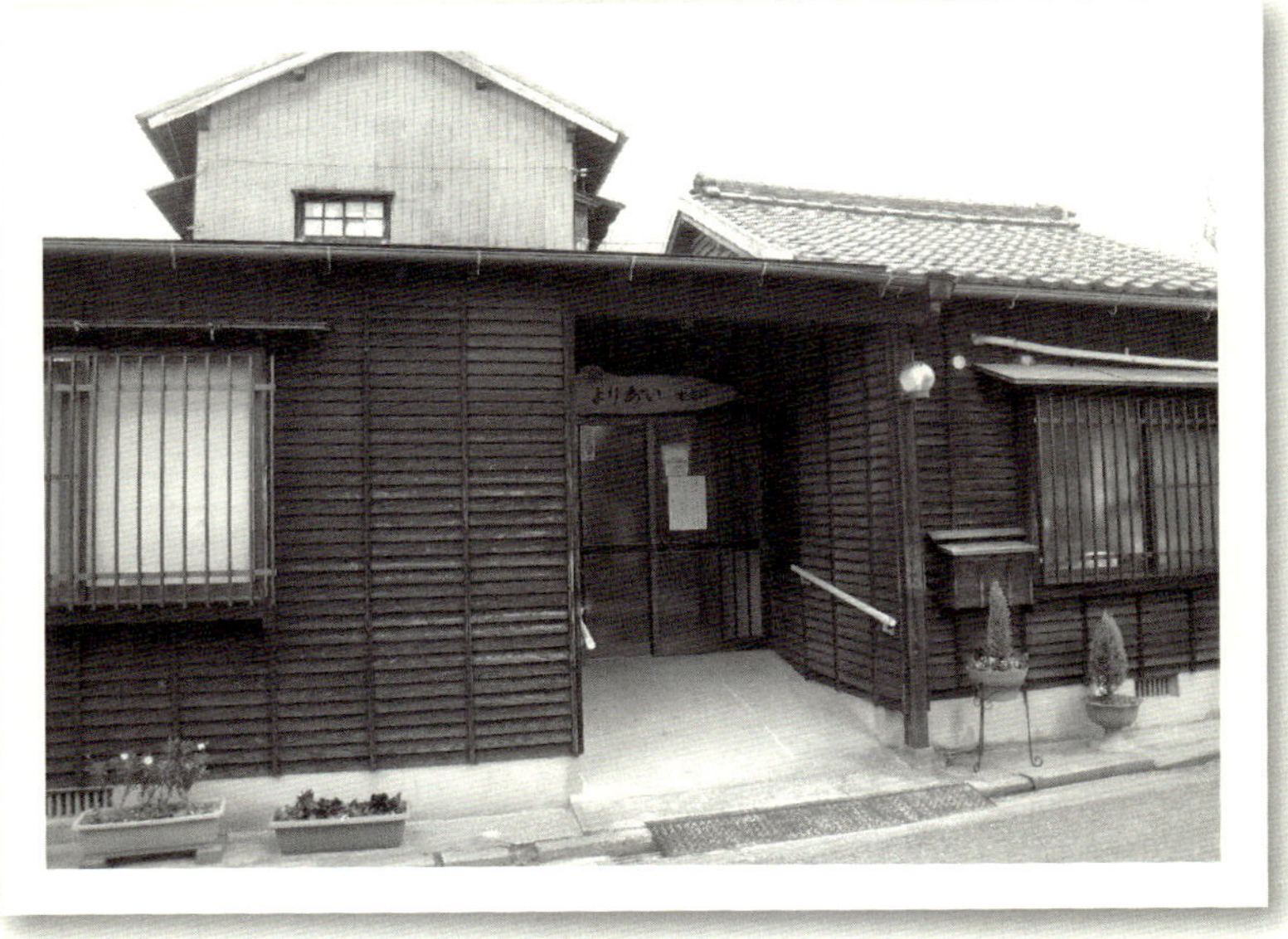

福岡市中央区地行 1-15-14
☎ 092-761-4260

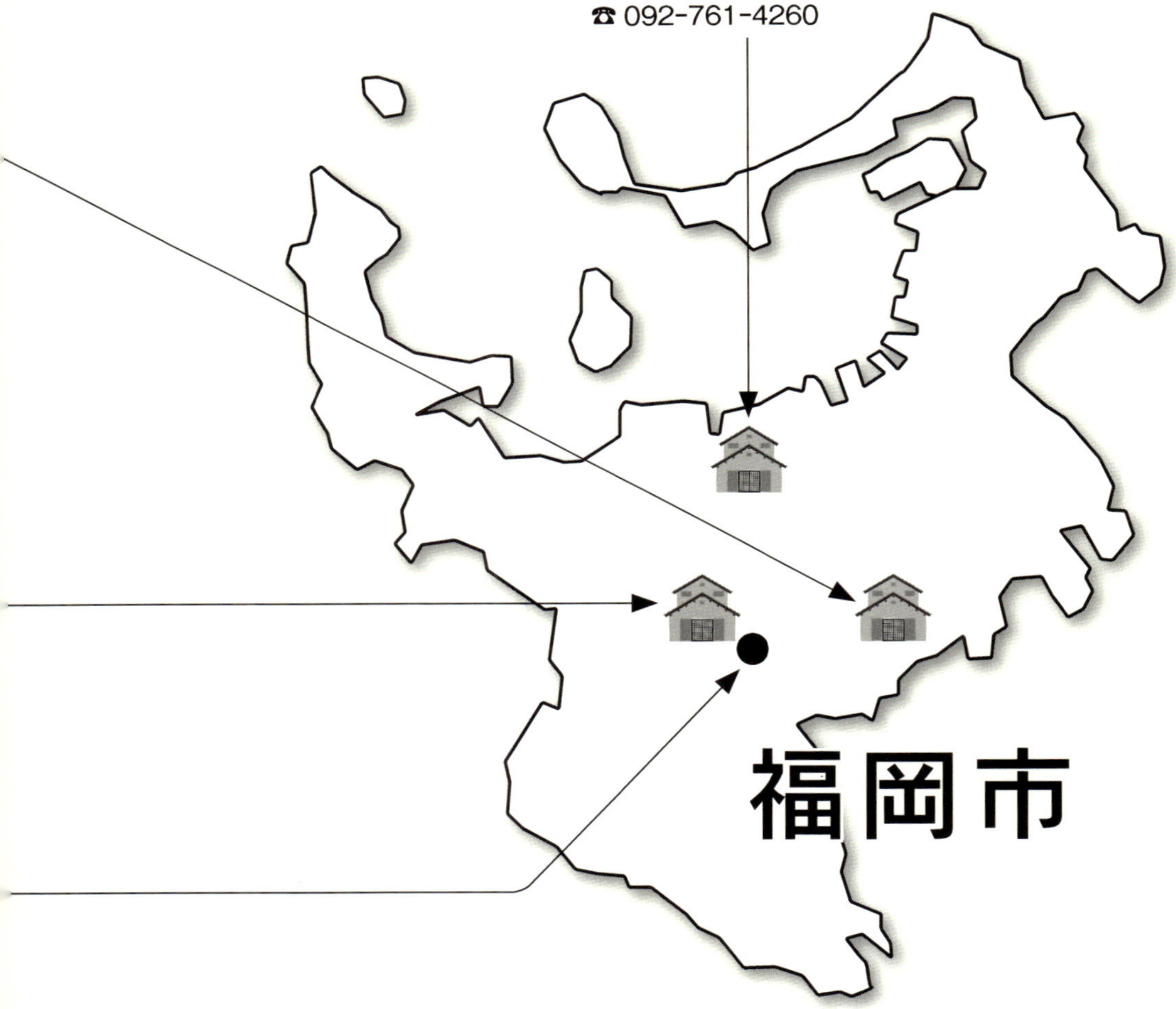

第2宅老所よりあい

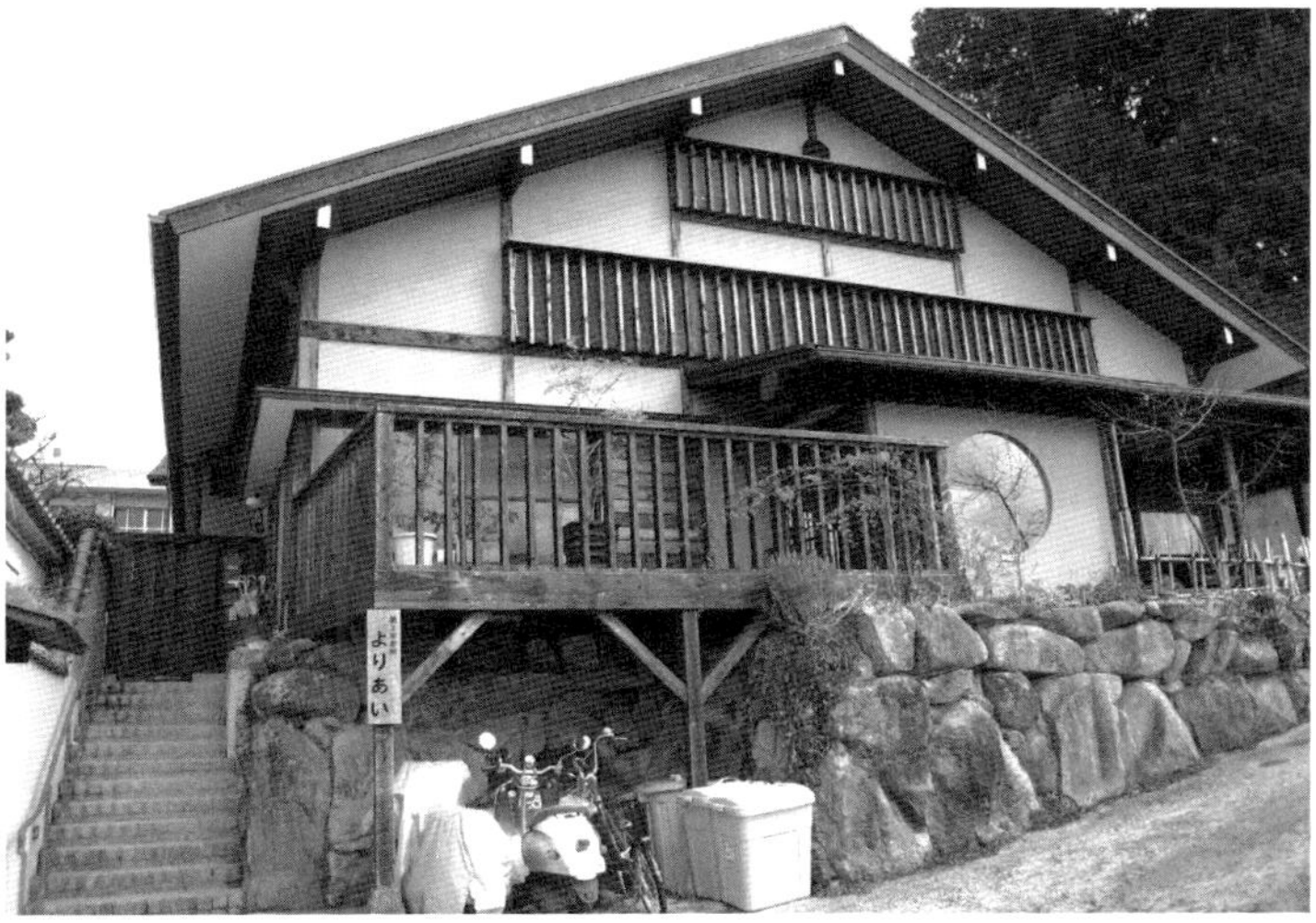

福岡市南区桧原 2-23-14
☎ 092-511-0471

第3宅老所よりあい

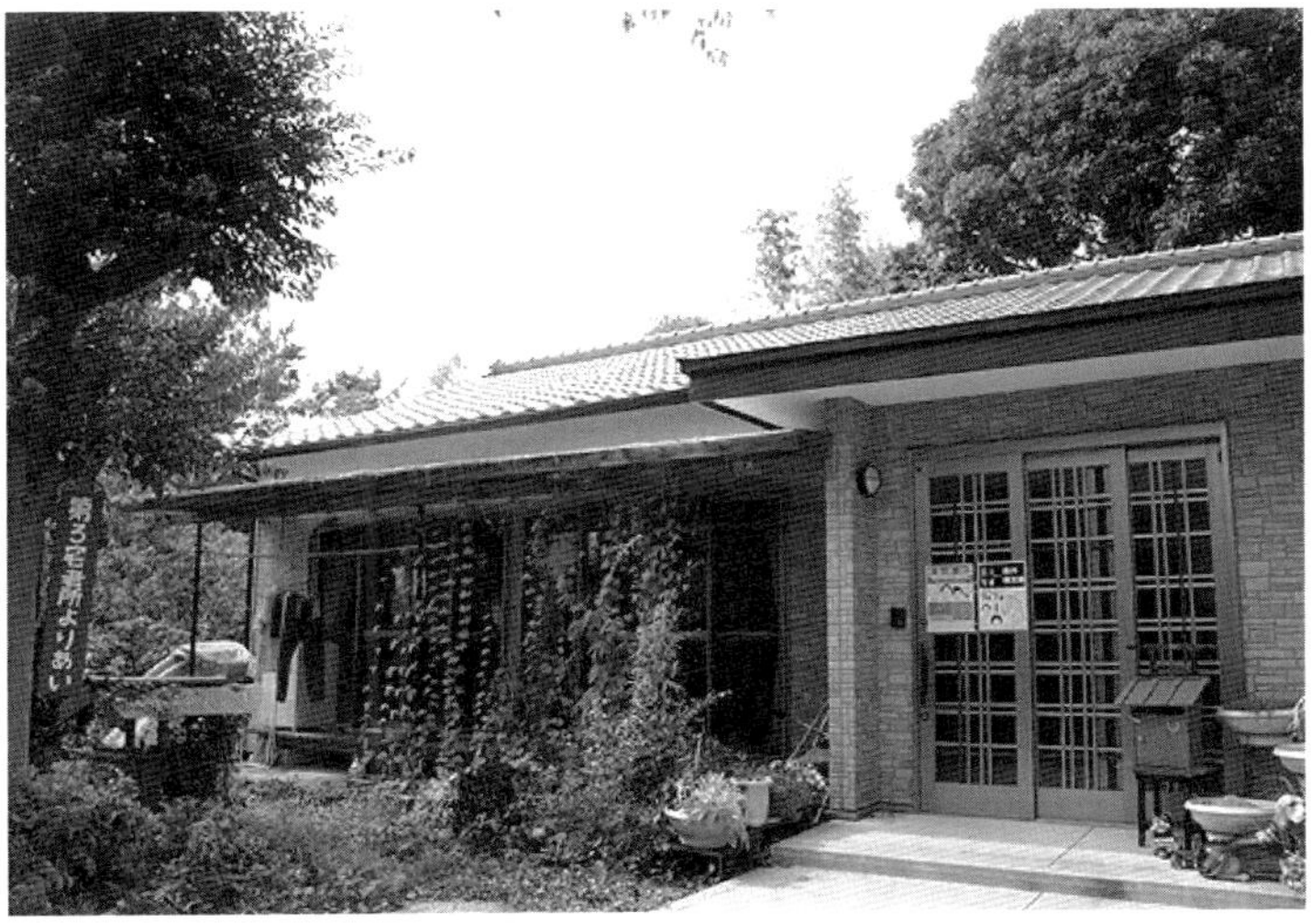

福岡市城南区別府 7-9-17
☎ 092-845-0135

特養ホームよりあいの森

(次ページ)

特養ホーム よりあいの森

福岡市城南区別府7-9-5-21
TEL:092-845-0707
26床+ショートステイ2床

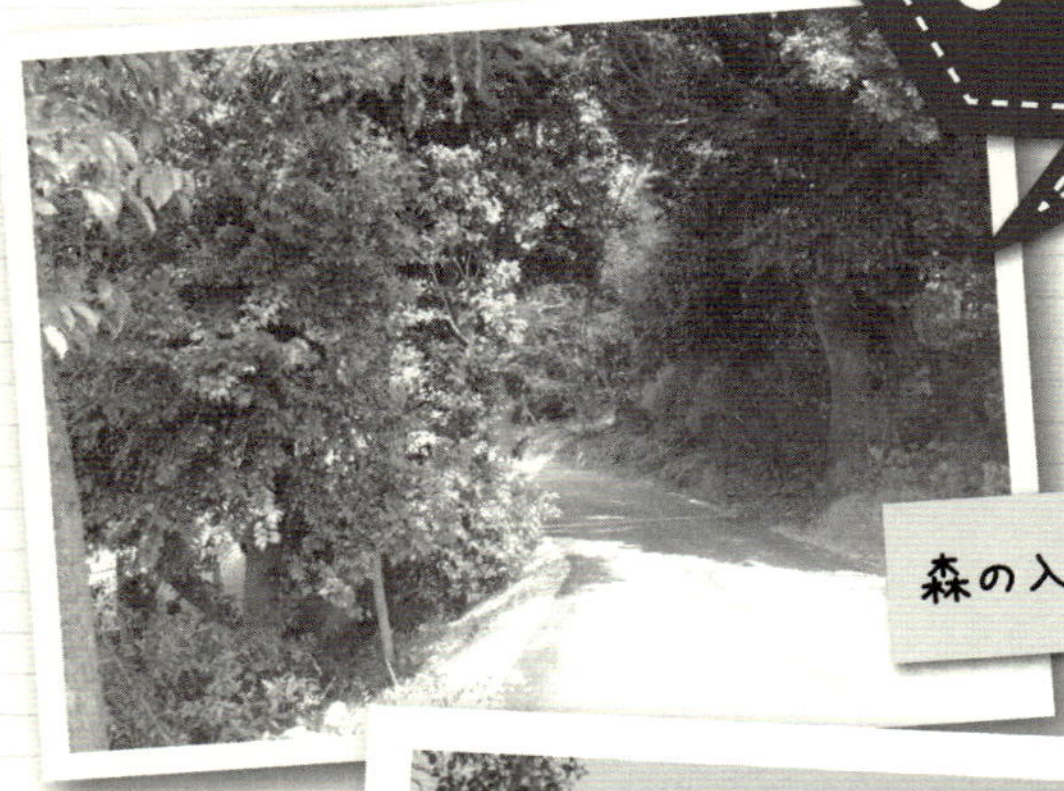

森の入り口のような坂道を下る

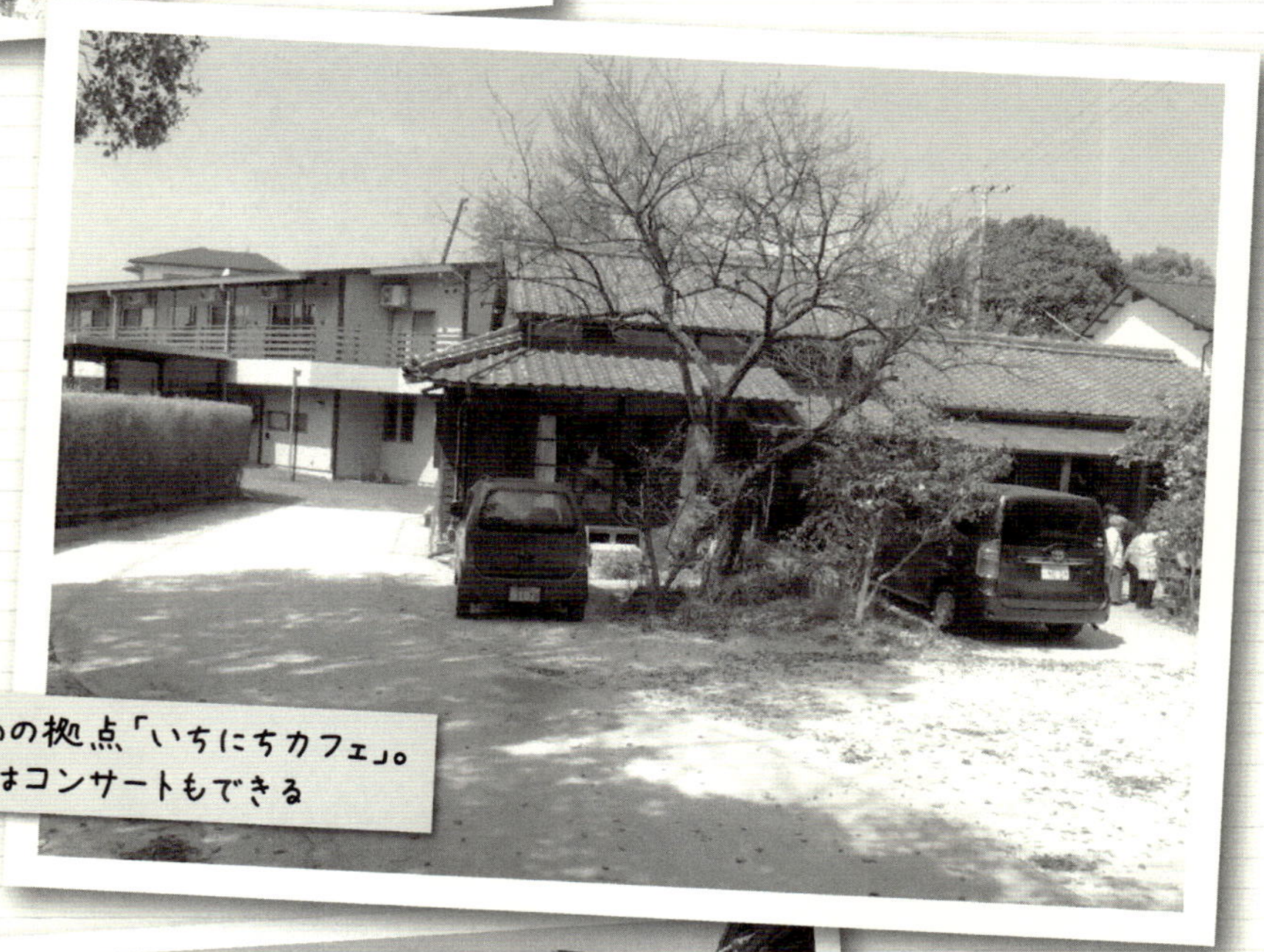

寄付集めの拠点「いちにちカフェ」。
前にはではコンサートもできる

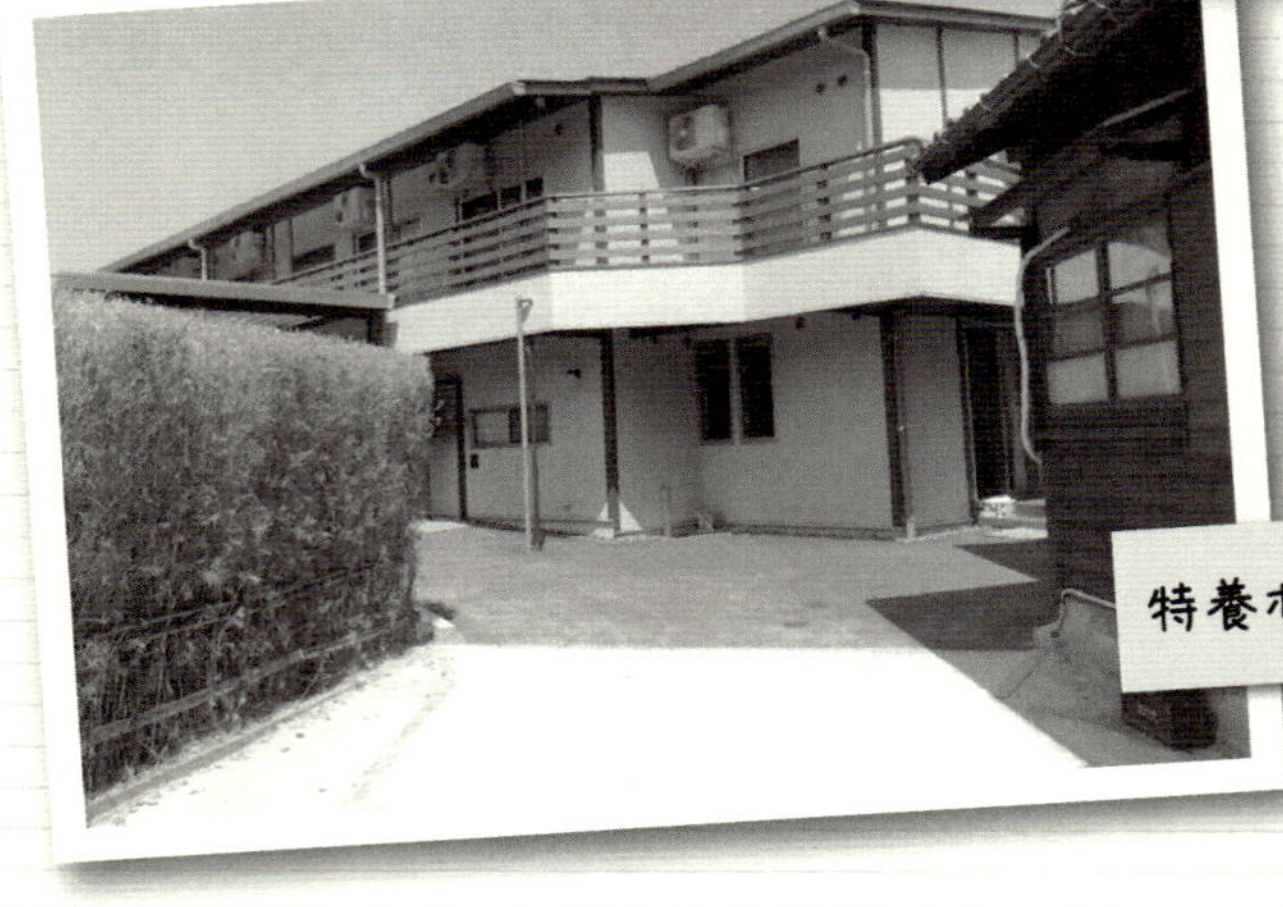

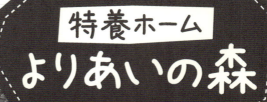

特養ホームよりあいの森

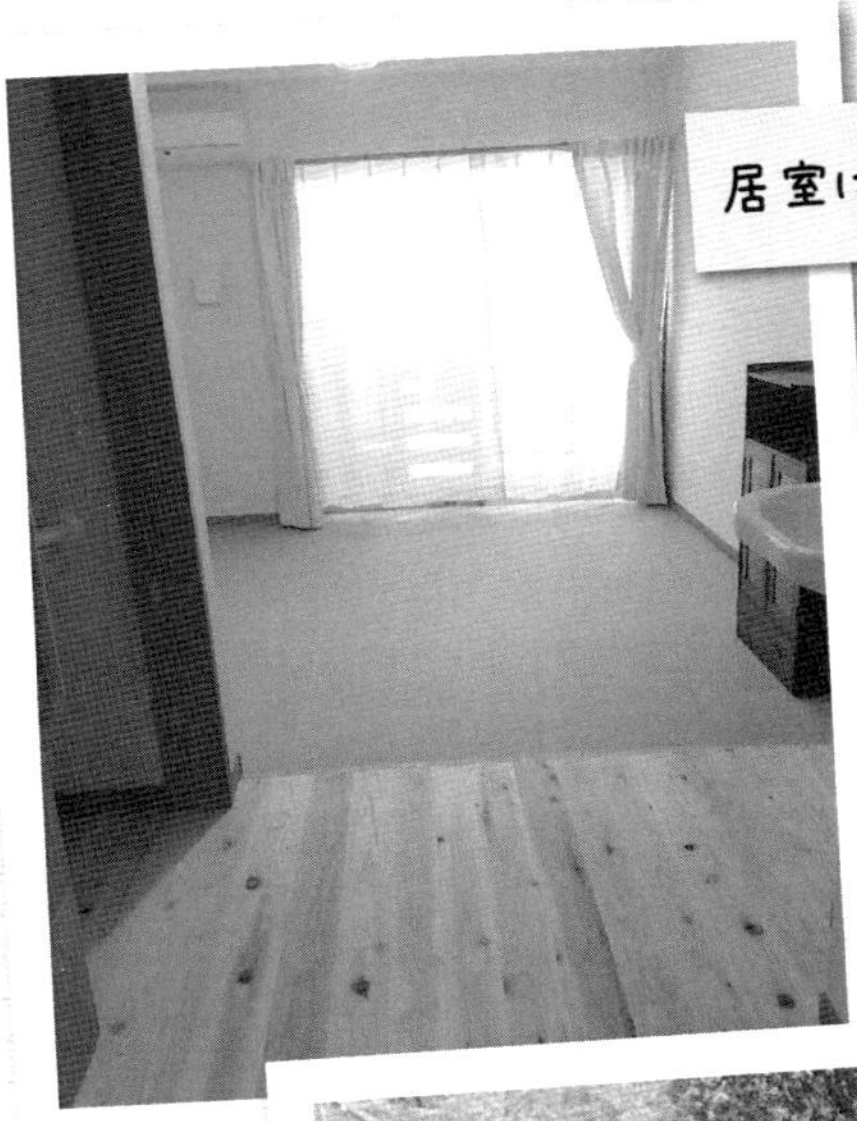

居室はターミナルに備えて畳敷き

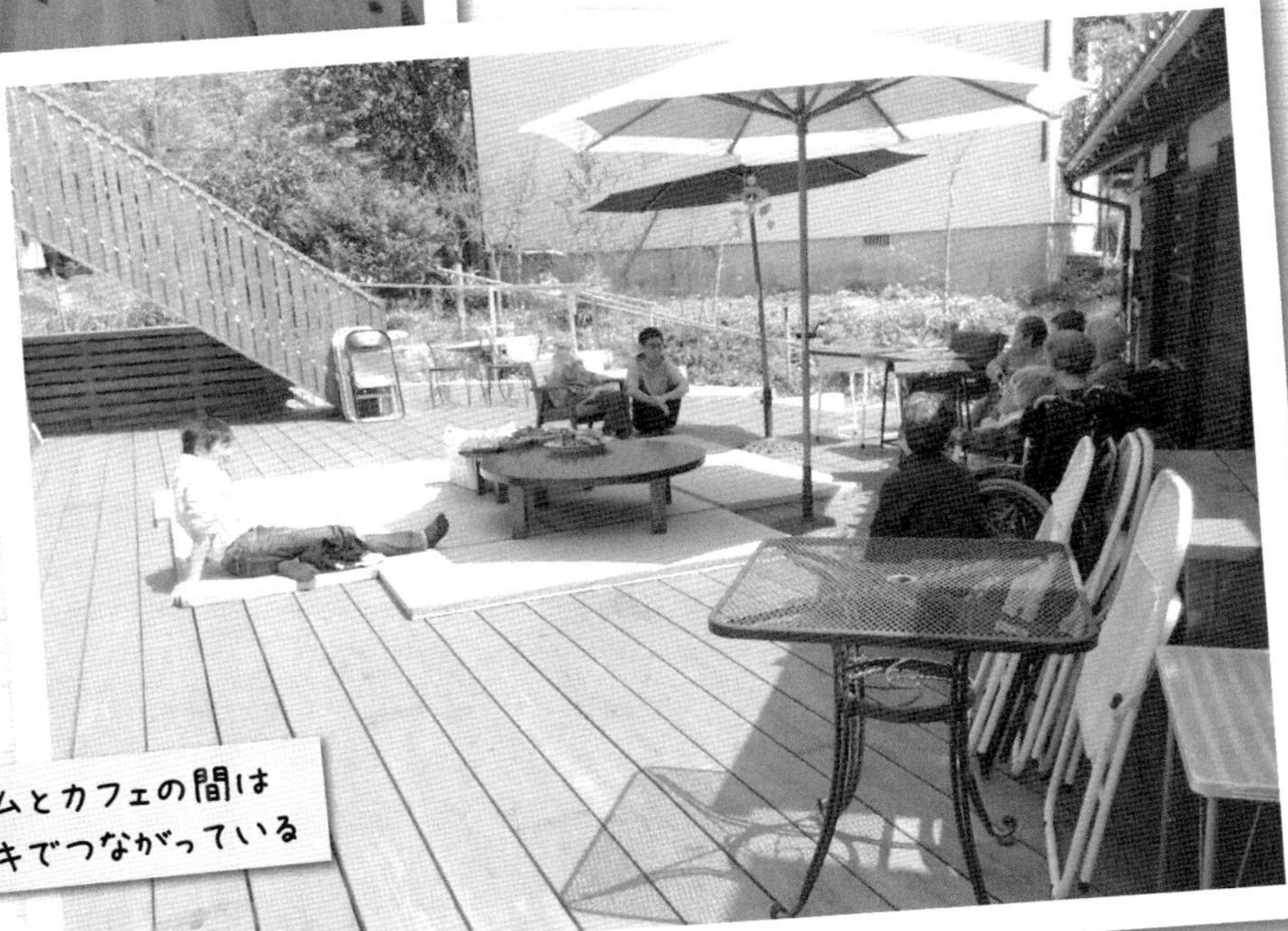

特養ホームとカフェの間は
ウッドデッキでつながっている

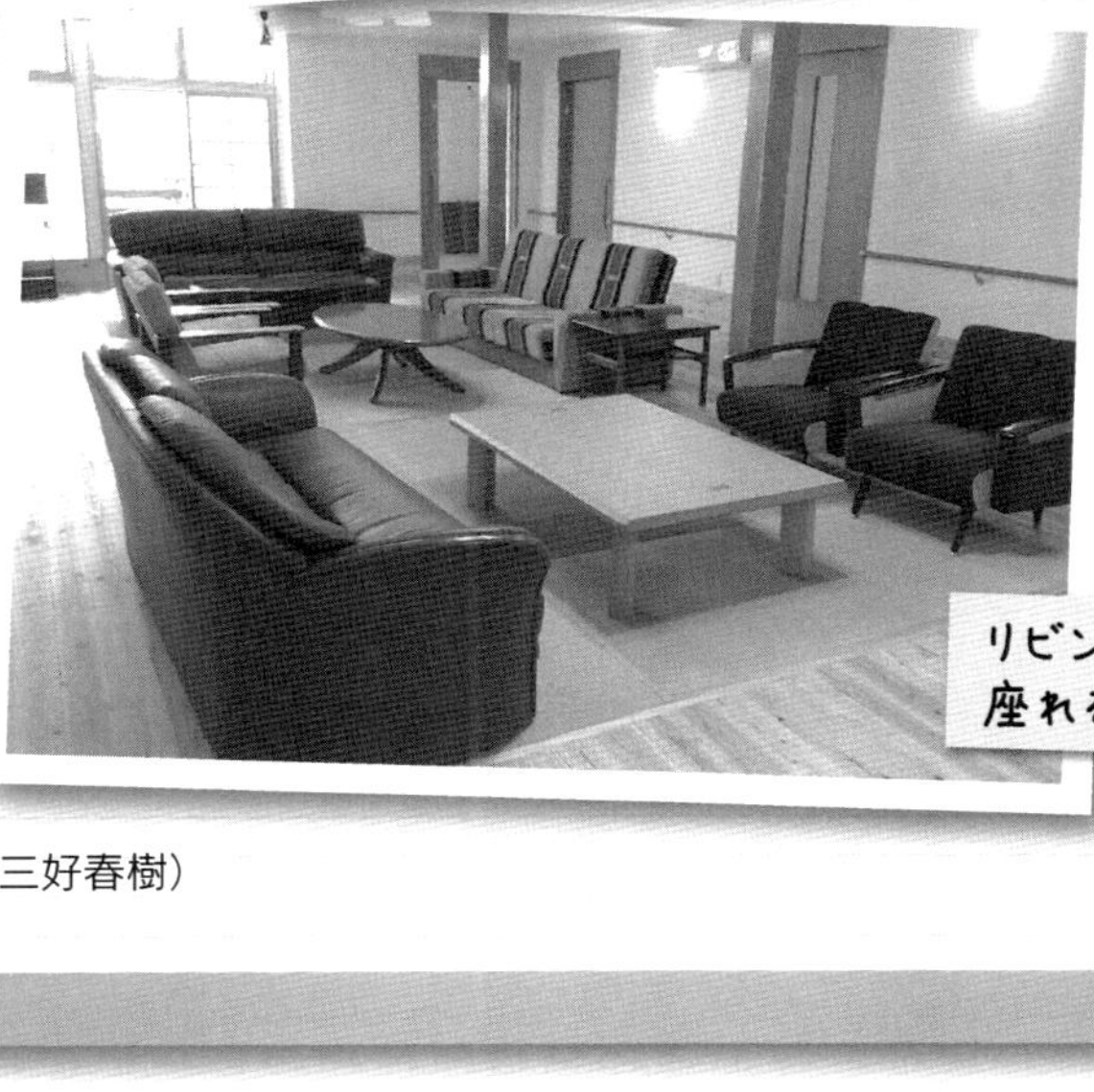

リビングの床もスタッフが
座れるように畳が敷かれている

（撮影：三好春樹）

著者略歴

村瀬孝生（むらせ・たかお）

宅老所よりあい（福岡県）代表。1964年生まれ。福岡県飯塚市出身。1996年2月から、「第2宅老所よりあい」所長を務める。著書に『ぼけてもいいよ「第2宅老所よりあい」から』（西日本新聞社）、『おばあちゃんが、ぼけた』（よりみちパン!セ 25）など。

東田 勉（ひがしだ・つとむ）

1952年生まれ。國學院大学文学部国語学科卒業。コピーライターとして制作会社数社に勤務後、フリーのライター兼編集者となる。主な編著作に『認知症の「真実」』『介護のしくみ』、『新しい認知症ケア 介護編』『新しい認知症ケア 医療編』（いずれも講談社）など。

【大活字版】

認知症《にんちしょう》をつくっているのは誰《だれ》なのか

「よりあい」に学《まな》ぶ認知症《にんちしょう》を病気《びょうき》にしない暮《く》らし

2018年 9月15日　初版第1刷発行

著　者　村瀬孝生《むらせたかお》・東田 勉《ひがしだつとむ》

発行者　小川 淳

発行所　SBクリエイティブ株式会社

〒106-0032　東京都港区六本木2-4-5

電話：03-5549-1201（営業部）

装　幀　長坂勇司（nagasaka design）

組　版　米山雄基

編集担当　依田弘作

印刷・製本　大日本印刷株式会社

落丁本、乱丁本は小社営業部にてお取り替えいたします。定価はカバーに記載されております。本書の内容に関するご質問等は、小社学芸書籍編集部まで必ず書面にてご連絡いただきますようお願いいたします。

本書は以下の書籍の同一内容、大活字版です
SB新書「認知症をつくっているのは誰なのか」

ISBN 978-4-7973-9661-4